COLUNA PONTO E VÍRGULA

*Colocando um ponto final nas dúvidas.
Colocando vírgulas nos mitos.*

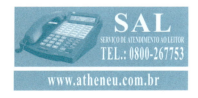

COLUNA PONTO E VÍRGULA

Colocando um ponto final nas dúvidas.
Colocando vírgulas nos mitos.

7ª Edição
Revista e Ampliada

PROF. DR. JOSÉ GOLDENBERG

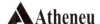

São Paulo • Rio de Janeiro • Ribeirão Preto • Belo Horizonte

EDITORA ATHENEU

São Paulo — Rua Jesuíno Pascoal, 30
Tels.: (11) 6858-8750
Fax: (11) 6858-8766
E-mail: edathe@terra.com.br

Rio de Janeiro — Rua Bambina, 74
Tel.: (21) 3094-1295
Fax: (21) 3094-1284
E-mail: atheneu@atheneu.com.br

Ribeirão Preto — Rua Barão do Amazonas, 1.435
Tel.: (16) 3636-8950 • 3636-5422
Fax: (16) 3636-3889
E-mail: editoraatheneu@netsite.com.br

PLANEJAMENTO GRÁFICO E CAPA: Carmen Beatriz

ENDEREÇO DO AUTOR: Prof. Dr. José Goldenberg

Clínica Reumatológica Goldenberg
Av. 9 de Julho, 4.303 – Jardim Paulistano – São Paulo-SP
CEP: 01407-100 – Tel.: (11) 3887-0627 – Fax: (11) 3887-0428
www.clinicagoldenberg.com.br – www.portaldacoluna.com.br
e-mail: clinica@clinicagoldenberg.com.br

Dados Internacionais de Catalogação na Publicação (CIP)
(Câmara Brasileira do Livro, SP, Brasil)

Goldenberg, José
   Coluna ponto e vírgula: colocando um ponto final nas
dúvidas, colocando vírgulas nos mitos - 7ª ed. /José Goldenberg.
— São Paulo: Editora Atheneu, 2007.

   1. Coluna vertebral — Doenças — Prevenção   2. Coluna
vertebral — Doenças — Tratamento   3. Dores cervicais
4. Dores dorsais   5. Dores lombares   I. Título
   ISBN 85-7379-889-0

03-5088
CDD-616.73
NLM-WE 725

Índices para catálogo sistemático:

1. Coluna: Dores: Medicina   616.73
2. Dores da coluna: Medicina   616.73

GOLDENBERG, J.
Coluna Ponto e Vírgula: Colocando um ponto final nas dúvidas. Colocando vírgulas
nos mitos. – 7ª edição

©Direitos reservados à EDITORA ATHENEU — São Paulo, Rio de Janeiro, Ribeirão Preto, Belo Horizonte, 2007

Autor

PROF. DR. JOSÉ GOLDENBERG

*Professor Livre-Docente do Departamento de Medicina da
Universidade Federal de São Paulo/Escola Paulista de Medicina.
Vice-Presidente para Economia da Saúde e Filantropia da Sociedade Beneficente
Israelita Brasileira Hospital Albert Einstein, 1995-2001.
Vice-Presidente de Ensino, Pesquisa e Desenvolvimento da Sociedade Beneficente
Israelita Brasileira Hospital Albert Einstein, de 2002 a 2004.
Vice-Presidente da Sociedade Beneficente Israelita Brasileira
Hospital Albert Einstein de 2005 a 2007.
Presidente do Comitê de Reumatologia Pediátrica Panlar, OMS 1992-1998.
Presidente do Instituto de Pesquisa em Reumatologia da Universidade Federal
de São Paulo/Escola Paulista de Medicina, 1996-1998.
Chefe da Disciplina Reumatologia do Departamento de Medicina da Universidade
Federal de São Paulo/Escola Paulista de Medicina, 1996-1998.
Professor Orientador de Pós-Graduação do Departamento de Pediatria e Disciplina
de Reumatologia da Universidade Federal de São Paulo/
Escola Paulista de Medicina.*
Fellow *Internacional do Colégio Americano de Reumatologia.
Membro Titular da Academia Americana de Pediatria, Setor de Reumatologia.
Membro Titular da Academia Brasileira de Reumatologia.*

Agradecimentos

Os meus mais sinceros agradecimentos:

À minha esposa, Priscila, companheira de todas as horas, que muito me incentivou na elaboração deste livro e de minha carreira. Muitas vezes em prejuízo de nossas atividades rotineiras, para possibilitar-me maior disponibilidade de tempo para escrevê-lo.

À Evelin, Bruna e Carla, filha e netas, pelo estímulo e alegrias que me proporcionam.

Aos meus queridos e saudosos pais, Berta e Srul, a quem tudo devo.

À minha querida e saudosa sogra, Dora, e meu sogro, Abraham, sempre presentes.

Aos meus professores, amigos e colegas que participaram de minha formação, aos alunos de graduação, aperfeiçoamento e residência, aos meus orientandos dos trabalhos de iniciação científica, mestrado e doutorado pelo quanto sempre me obrigaram ao longo desses anos a aprofundar os meus conhecimentos nas áreas de clínica médica, reumatologia e doenças da coluna vertebral.

A todos os pacientes que tive oportunidade de atender e compartilhar de suas alegrias e angústias, razão maior de minha profissão.

A todos os que contribuíram para a elaboração deste livro, direta ou indiretamente.

Apresentação

A participação da população com mais de 60 anos vem aumentando em nosso meio, em decorrência do exercício de uma medicina de melhor qualidade e uma mudança de estilo de vida, o que inclui hábitos mais saudáveis. Essa população dobrou em números absolutos nos últimos 50 anos e cresceu proporcionalmente de 4% para 9%, em decorrência de mudanças nas relações de taxas de sobrevida e índices de natalidade.

Isso levou à necessidade de uma revisão do próprio papel da medicina, incluindo os problemas de coluna, em um ambiente de desenvolvimento tecnológico contínuo e com recursos terapêuticos cada vez melhores.

Assim sendo, a principal arma disponível para o médico encontra-se na sua capacidade de exercer o ato médico em toda a plenitude, permitindo sua atuação em fases precoces antes mesmo que a doença se manifeste. Com firme propósito educativo e dentro do espírito de calor humano, cabe ao bom médico tratar doentes, e não simplesmente doenças. Deve mensurar, de forma precisa, o significado das ações que podem contribuir para o uso racional de recursos, agregando valor, evitando desperdícios e, a partir do princípio da eqüidade, contribuir para a qualidade de vida dos pacientes, razão de ser da Medicina.

Ao falarmos de coluna, todo este cenário encontra grande consistência. Mais de 80% da população em algum momento de sua vida terá alguma queixa relativa a dor nas costas e buscará apoio para sanar o seu desconforto. A partir de então, todo um cenário repleto de profissionais de áreas diversas e insumos é disponibilizado. Na ausência de critérios com base em conhecimentos científicos e com evidências objetivas, estaremos iniciando um caminho que nem sempre traz resposta às necessidades do paciente, incorrendo em desperdício de tempo, numerário e credibilidade.

José Goldenberg, meu professor de Reumatologia na Escola Paulista de Medicina, atual Universidade Federal de São Paulo, mentor e orientador de uma série de médicos e paramédicos que militam nas diversas áreas da saúde, incluindo as de doenças osteomusculoarticulares, acumulou uma grande bagagem de conhecimentos em seus longos anos de experiência.

Dotado de sensibilidade clínica ímpar, conhecedor de processos de alta tecnologia, detentor de ótima relação médico-paciente, reúne todos os atributos para colaborar em um processo que, a meu ver, deve ser percebido tanto como educativo quanto preventivo.

É o que se propõe a fazer, e o faz realmente com extrema elegância e brilho. Coloca a clínica e a atenção humana dentro da maior importância, valorizando as relações como alicerce de reforço para confiança e credibilidade. Otimiza a utilização de recursos e revela, de forma criteriosa, aos leigos, conhecimentos básicos capazes de discernir o mito da realidade.

Num mundo em que o processo de disseminação de conhecimentos e instrumentalização dos indivíduos é realizado a cada instante dentro dos diferentes meios de comunicação, o livro Coluna Ponto e Vírgula *de José Goldenberg é uma obra de grande valor ao alcance de leigos e profissionais da área de saúde, que devem pautar-se neste trabalho e, assim, preocupar-se cada vez mais com a qualidade técnica e a ética da informação.*

São Paulo, maio de 2005
Claudio Luiz Lottenberg
Presidente do Hospital Israelita Albert Einstein

Prefácio da 5ª Edição

Sustenta-me e eu te maltrato. Assim, na grande maioria dos casos, podemos definir o cruel relacionamento entre as pessoas e a coluna vertebral. Mais que o principal pilar do corpo humano, a coluna tem importância fundamental nas funções de todo nosso organismo, da cabeça aos pés. O surpreendente é ver o quanto ela resiste aos maus-tratos cotidianos, que vão desde esforços duros, como o levantamento de pesos, até os mais os mais leves, quando nos debruçamos sobre leituras em escritórios e salas de aula, ou ainda quando nos acomodamos em um confortável sofá para conversar e ver televisão. Até quando dormimos, naqueles colchões muito macios e aconchegantes, ela não pára de ser maltratada. Fica torta, curvada, encolhida, desajeitada, comprimindo vértebras, danificando articulações.

E, como resistência tem limites, um dia alguma coisa no corpo deixa de funcionar bem, ou a própria coluna dá seu estrilo, na forma de dores terríveis. Aí é que, em consulta ao médico, vamos tomar conhecimento das torturas a que, durante uma vida inteira, submetemos a amiga que nos sustenta.

Como especialista dos mais renomados, o professor José Goldenberg conhece uma infinidade de causas e conseqüências desses abusos, retratadas com precisão por instrumentos sofisticados e ouvidas, com emoção, em milhares de relatos simples, feitos entre reclamações e gemidos. Por certo, ele sempre ficou pensando quanto desses distúrbios e sofrimentos poderiam ser evitados com cuidados mínimos para preservar o bom desempenho dessa parte do corpo, tão essencial à nossa vida.

Do pensamento, ele passou à ação: escreveu este brilhante "Coluna, Ponto e Vírgula", que consegue traduzir para linguagem clara e direta um vasto elenco de questões que permaneciam enclausuradas no vocabulário médico e entendidas quase exclusivamente por profissionais da ciência e da arte de curar e evitar doenças. O livro é bem mais que um compêndio de diagnósticos e um manual de bom relacionamento com nossa amiga coluna vertebral. Também é um claro recado dela: "Não me maltrate e vamos viver bem!"

São Paulo, Outono 2005
Geraldo Alckmin
Médico Anestesista

Prefácio

Um velho ditado poderia ser parafraseado para caracterizar o Dr. José Goldenberg: "Se ele não existisse, teria que ser inventado." Todos os seus pacientes que conheço (e são muitos) falam dele com carinho e conseguem lembrar de suas inúmeras facetas.

Ainda não atinei para a razão do convite para prefaciar este seu livro. Seria a nossa amizade de mais de dez anos? Os papos sobre economia e finanças? Nossas histórias de vida, aqui e acolá comentadas? A admiração recíproca? Acho que há um pouco de tudo isso, mas talvez tenha pesado o exemplo de quem se habituou à disciplina nos cuidados com o corpo.

Conheci o Dr. José em 1991, estando eu em meio a fortes dores. Seu diagnóstico foi rápido: um problema na coluna cervical, provavelmente na C-7, então confirmado por uma radiografia. Com a firmeza à qual me acostumaria, ele me tranqüilizou. Nada grave; fisioterapia, condicionamento físico e perda de peso seriam a solução.

As recomendações cruzaram com a insistência de Rosa, minha esposa, para que eu nadasse regularmente. Convenci-me. As sessões de fisioterapia foram seguidas da matrícula na academia onde ela nadava. Fiz dieta e perdi peso. No tratamento fisioterápico, verificou-se que era preciso corrigir a postura e combater os efeitos da tensão. Freqüentei por algum tempo sessões de Reeducação Postural Global — RPG e de massagem.

O estímulo doméstico e os conselhos do Dr. José me fizeram um entusiasta da natação, três vezes por semana. Dois anos atrás, iniciei-me no tênis, desafiado pelo treinador de meu filho Gabriel, então com sete anos. Aos domingos, pedalo ou ando no Parque do Ibirapuera. Uma inflamação persistente no cotovelo (tenis elbow) *ameaça encerrar minha carreira de tenista. O longo tratamento mudou meu programa, dificultou a freqüência à natação, mas não afetou minha disposição para cuidar do corpo. Aprendi com o Dr. José o valor da disciplina, mesmo porque me dei mal sempre que saí da linha.*

Hoje, pratico condicionamento físico três vezes por semana em uma academia. Faço natação, acupuntura e pilates, uma vez por semana cada. A acupuntura é recomendação do Dr. José, da Dra. Evelin Diana Goldenberg e do cardiologista Dr. Wagner Ibrahim. Continuo freqüentando o Ibirapuera aos domingos com o Gabriel. Recentemente, concluí um tratamento de rolfing. Faço alongamento todos os dias. Controlo meu peso. Tenho qualidade de vida aos 61 anos, com planos de trabalhar até os 90. Os 10 anos seguintes servirão para descansar. Aprendi que qualidade de vida e longevidade dependem de muito cuidado com a coluna.

O leitor deve estar se perguntando como é que eu consigo conciliar a realização de atividades físicas com as reuniões e as viagens associadas à minha profissão. Em primeiro lugar, por meio da disciplina. Faço condicionamento físico às 6h da manhã. Pilates e natação ficam para o sábado. E quando viajo dou preferência a hotéis dotados de fitness center, hoje muito comum, aqui e no exterior. No mínimo se encontra uma esteira, uma bicicleta ergométrica. Alguns hotéis já oferecem verdadeiras academias para seus hóspedes.

Esta é a história: exercícios, controle do peso e, claro, medicamentos que retardam o envelhecimento e previnem doenças. O foco é a saúde e, por tabela, a coluna. Não descuido do check-up anual nem da visita aos médicos que me aconselham em outras áreas, muitos dos quais indicados pelo Dr. José. Desde o primeiro tratamento, tive apenas uma crise na coluna, que ele resolveu rapidamente. Ele também me garante solução para o problema do tenis elbow.

Nesses anos, aprendi a admirar a competência do Dr. José Goldenberg e a precisão de seus diagnósticos, incluindo o do hipertireoidismo de minha mãe, que veio da Paraíba sem saber por que vivia uma depressão continuada. De tanto freqüentar sua clínica, pensei que já conhecia o máximo que um leigo pode aprender sobre a coluna. Enganei-me. O livro me descortinou novos conhecimentos.

Logo de início, deparei-me com a relação entre a Economia e as doenças da coluna, qual seja a perda de produtividade pelo elevado absenteísmo causado pelos males da espinha, sem contar os custos dos tratamentos, de indenizações e de benefícios. Nos EUA, as alterações musculares e esqueléticas explicam metade das ausências ao trabalho, 25% das quais derivadas de problemas na coluna. Na Inglaterra, as doenças da coluna provocaram a perda de 5,5 milhões de dias de trabalho em 1995. Situações semelhantes em todo o mundo provocam sofrimento e ameaçam o emprego. Nesse campo, o Dr. José assinala a importância da qualidade de vida sob os aspectos profissional e social. O trabalho, diz ele, é "uma atividade associada à auto-estima, à criatividade e à inserção social. Portanto, quando o trabalhador fica incapacitado para sua atividade profissional, perde muito mais do que a fonte de renda. Ele fica privado também de um dos pilares de sua auto-estima e de uma das principais situações de convívio social".

O livro não é um compêndio para a classe médica, mas uma obra para todos quantos queiram aprender sobre o tema da coluna, tenham ou não problemas. A linguagem é acessível. O autor raramente recorre a termos técnicos ou às expressões que apenas os versados nos meandros da Medicina conseguem ler e interpretar.

Aprende-se de tudo: as doenças da coluna — inclusive em crianças e adolescentes —, o diagnóstico, os tipos de dor, os tratamentos. Em textos simples e diretos, o leitor recebe conselhos sobre como evitar os problemas e assegurar uma vida saudável. Percorre o mundo dos tratamentos não-medicamentosos: fisioterapia, alongamentos, RPG, rolfing, pilates, aparelhos elétricos e terapias complementares que promovem o relaxamento (acupuntura, massagem, ioga).

Há dicas para a ação sobre os fatores que geram ou agravam as doenças da coluna. Inimigos podem ser mantidos a distância pelo próprio indivíduo, exercendo controle sobre a postura, obesidade, sedentarismo, tabagismo, personalidade (pessoas tensas ou depressivas), tipo de trabalho e ambientes inseguros.

As empresas encontrarão conselhos para evitar ausências desnecessárias ao trabalho e para promover o bem-estar de seus funcionários. Há informações e dicas interessantes sobre os distúrbios osteomusculares relacionados ao trabalho (DORT): o espaço físico, o mobiliário, o relaxamento muscular durante a jornada de trabalho, as ferramentas e os instrumentos adequados para cada função, a forma de utilizar computadores, os riscos do uso de laptops, e assim por diante.

Coluna Ponto e Vírgula, do Dr. José Goldenberg, retrata a vasta experiência e o invejável currículo profissional e acadêmico do autor. É o espelho de um *dos melhores reumatologistas do Brasil, com relevantes serviços prestados aos clientes, aos alunos e à sociedade. A obra contém um pouco de todas as suas inegáveis qualidades.*

São Paulo, inverno de 2003
Maílson da Nóbrega

Introdução

Há 35 anos trato pessoas com dores na coluna. Nesse tempo, aprendi muito com meus mestres e pacientes. Pude observar, por exemplo, que ainda existe muito sofrimento desnecessário. As pessoas não precisam conviver com dores na coluna tão intensas e persistentes. Uma das razões para que isso ainda aconteça é a desinformação sobre o tema. Há profissionais que lidam com problemas de coluna sem ter conhecimentos ou treinamento suficientes para chegar a um diagnóstico adequado e definir um tratamento eficaz. E, para complicar, os pacientes às vezes se deixam levar por mitos, com a esperança de se livrarem do desconforto. Quem nunca apelou para o massagista da esquina ou acreditou que dormir no chão bastaria para tirar a dor das costas?

O impacto desses equívocos rotineiros somados à incidência das doenças da coluna — 80% da população mundial teve, tem ou terá dor lombar durante a vida — é grave. Em primeiro lugar porque o indivíduo tem sua qualidade de vida extremamente prejudicada. Há pacientes que perdem a disposição para fazer uma simples visita a um amigo ou sair para um passeio com os filhos. Isso sem falar naqueles que se tornam deprimidos por causa do convívio prolongado com a dor. No aspecto econômico, as conseqüências também são sérias. O índice de absenteísmo nas empresas causado pelos males da espinha é elevado, refletindo-se na produtividade. Além disso, não se pode deixar de levar em consideração os custos com os tratamentos e pagamentos de indenizações e benefícios.

É necessário, e possível, interferir nesse cenário. Hoje, a Medicina dispõe de informações e técnicas aprimoradas para prevenir e tratar as dores da coluna. Cerca de 50% das dores desaparecem depois de 10 a 21 dias com medidas simples. Por outro lado, há sinais e sintomas que denunciam a presença de enfermidades mais preocupantes, que necessitam diagnósticos rápidos e cuidados especiais.

Diante dessa situação, uma das armas mais importantes é a informação. Conhecendo as principais ameaças à sua coluna, o indivíduo tem melhores condições de atuar em favor da própria saúde. Até porque hoje já se sabe que o estilo de vida é um fator determinante para ter ou não uma coluna saudável. *A informação é útil também para que as companhias de qualquer porte, desde lojinhas até as multinacionais, saibam o que fazer para garantir as condições adequadas e certas de trabalho, impedindo, dessa forma, um desfecho desfavorável tanto para o trabalhador quanto para o empresário.*

Este livro tem exatamente o objetivo de ajudar nessa tarefa de informar e prevenir. Com linguagem simples e acessível, os capítulos descrevem as funções da coluna, as principais enfermidades e tratamentos (incluindo as doenças do trabalho) e os cuidados que devem ser adotados desde a infância, entre outros aspectos. Não podemos perder tempo, pois ainda há muito a fazer. Espero sinceramente contribuir.

São Paulo, inverno de 2003
O autor

Sumário

1. O impacto das dores na coluna na sua rotina, na vida dos outros e na sociedade, *1*

2. As doenças da coluna, *3*
   - A dor lombar, *3*
   - A dor cervical, *4*
   - A dor dorsal, *5*

3. As dores do trabalho (DORT), *7*

4. A dor em crianças e adolescentes, *13*

5. Como fazer o diagnóstico, *17*
   - A importância da consulta médica, *18*
   - Quando os exames são necessários, *20*
   - Como se posicionar durante o tratamento, *21*

6. Como lidar com a dor, *23*
   - A dor aguda, *24*
   - A dor crônica, *32*

7. Fibromialgia, a dor persistente, *43*

8. Síndrome Miofascial, *49*

9. Fadiga crônica, a doença do cansaço infinito, *53*

10. Educação, arma contra a dor, *57*

11. Quando as cirurgias são necessárias, *59*

12. Automedicação e abuso na utilização de antiinflamatórios, *61*

13. Os fatores de risco, *65*

14 As melhores maneiras de se prevenir, **69**

15 Tire as suas dúvidas, **77**

16 ANEXO 1: Anatomia da coluna, **85**

17 ANEXO 2: As principais causas da dor, **95**

18 ANEXO 3: Qual o risco de você desenvolver dor na coluna?, **117**

19 ANEXO 4: Cuidados Posturais, **119**

O Impacto das Dores na Coluna na Sua Rotina e na Vida dos Outros e na Sociedade

Capítulo 1

Agora que você se acomodou em sua cadeira preferida ou no sofá para começar a ler, pare por um instante. Fique exatamente na posição em que você está e perceba com atenção a sua coluna vertebral. Procure observar se ela se encontra inclinada para um dos lados ou curvada para frente. Sente desconforto em algum ponto? Se a sua coluna estiver alinhada, reta e apoiada no encosto da cadeira, parabéns. Você pertence a um pequeno grupo de pessoas com menores chances de vir a ter problemas nas costas. Caso contrário, saiba que seria prudente ter mais cuidado com a sua postura. Ela é um dos fatores importantes para a saúde e o bom uso da sua coluna. Aquelas pessoas que se sentam de maneira descuidada, muitas vezes com o corpo esparramado, obviamente desobedecendo às regras, não têm noção de que esse gesto poderá ter conseqüências no futuro. A medicina já sabe que os vícios de postura, o hábito de fumar, a falta de atividades físicas ou a sua prática incorreta, assim como o excesso de peso estão entre as condições que ameaçam a capacidade de a coluna resistir às agressões recebidas no dia-a-dia. Quando passam do limite, vem a dor. Há mais dois agravantes a serem considerados. Um deles é o envelhecimento. À medida que a idade avança, aumenta o risco de manifestação da dor. E se você já teve dor na espinha, a chance de voltar a ter é ainda maior.

O desconforto da coluna traz cansaço, fadiga física, mina a sua disposição e acaba com o seu bom humor. Não dá para brincar com os filhos e até uma simples visita à casa de amigos pode transformar-se em um verdadeiro suplício. E as dores nas costas não poupam ninguém: atingem os indivíduos de todas as camadas socioeconômicas, sexo, idade e raças. Vitimam todos, ou seja, as mais diversas populações nos quatro cantos do planeta.

As dores nas costas prejudicam demais o desempenho profissional. Levam à perda de milhares de horas de trabalho por ano, com forte impacto na economia. Nos Estados Unidos, país habituado a quantificar o impacto das doenças no orçamento das empresas e da nação, as alterações musculares e esqueléticas de várias categorias de trabalhadores são responsáveis atualmente por metade das ausências ao trabalho (absenteísmo). Os problemas na coluna representam 25% desse total.

Na Inglaterra, em 1995, foram perdidos nada menos do que 5,5 milhões de dias de trabalho por causa do problema. Três anos depois, em 1998, o prejuízo anual para a indústria inglesa foi estimado em aproximadamente US$ 6,5 bilhões. Nesse mesmo ano, 12 milhões de consultas médicas foram realizadas por clínicos-gerais devido às doenças da coluna. E depois de 12 meses, 75% desses indivíduos ainda apresentavam queixa de desconforto na espinha. Por esses dados, dá para ter uma dimensão do tamanho do estrago. E é bom lembrar que, além dos prejuízos causados pelo absenteísmo, há ainda os gastos com os tratamentos médicos, substituição de profissionais especializados, pagamento de benefícios temporários e de aposentadoria definitiva pela previdência social e indenizações àqueles que ficaram incapacitados.

No Brasil, apesar de poucos dados estatísticos, sabemos que os males da coluna ocupam o segundo lugar entre as causas de afastamento temporário do trabalho sendo ultrapassados pelas doenças psiquiátricas. Também estão entre os principais motivos de doenças ocupacionais e pedidos de aposentadoria. Antes de obter esse benefício, porém, estima-se que cada vítima falte ao trabalho cerca de 60 dias por ano. Em um mercado extremamente competitivo, quase sempre o indivíduo que mais falta é o primeiro a ser listado para demissão. Por isso, esses pacientes, além da dor, ainda têm sobre si a ameaça do desemprego. E, como se sabe, trabalhar é importante não só porque garante o sustento, como também uma atividade associada à auto-estima, à criatividade e à inserção social. Portanto, quando o trabalhador fica incapacitado para sua atividade profissional, perde muito mais do que a fonte de renda. Ele fica privado também de um dos pilares da sua auto-estima e de uma das principais situações de convívio social. Raramente se discute a questão a partir dessa visão, mas essas perdas têm enorme impacto na piora da qualidade de vida do trabalhador afastado e de sua família. Porém, apesar da importância do problema, pouco se fala dos custos associados a estas ocorrências pela dificuldade brasileira praticamente crônica de realizar levantamentos estatísticos confiáveis.

Por tudo isso, a dor nas costas não pode ser considerada apenas um problema individual. Ela tem repercussões na família, nas empresas, nos governos e na sociedade. Isso justifica a urgência de formar equipes multiprofissionais para atuar junto aos que padecem das doenças da coluna com o objetivo de prevenir, promover e resgatar a sua saúde.

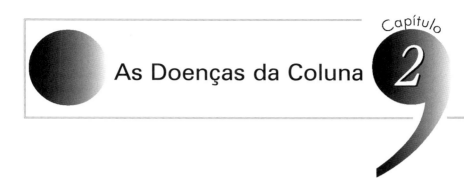

As Doenças da Coluna

Quando se fala em dor nas costas, é importante saber que ter algum desconforto nessa região uma vez ou outra na vida faz parte da condição humana. Às vezes, a dor é simples conseqüência de uma noite mal dormida ou esforço acima do normal. Em geral, é passageira. Mas há outras espécies de dores, mais intensas e repetitivas, que pedem uma investigação das suas causas. Para entender melhor a origem desses problemas, nos vários segmentos da coluna, eles foram divididos em lombar, cervical e dorsal. A seguir, vamos definir os três grandes grupos de dores da coluna (lombalgia, cervicalgia e dorsalgia) e suas causas mais freqüentes.

A DOR LOMBAR

As lombalgias são dores agudas ou crônicas da coluna lombar. Entre os distúrbios dolorosos que mais acometem os seres humanos, perdem apenas para a cefaléia (dor de cabeça). Elas atingem 80% da população adulta em algum momento de sua vida. É a principal causa de incapacidade em indivíduos com menos de 45 anos em países industrializados e de absenteísmo ao trabalho na faixa etária produtiva.Têm incidência igual nos homens e nas mulheres. Além disso, cerca de 5% das crianças terão pelo menos um episódio em suas vidas (ver Capítulo 4, A Dor em Crianças e Adolescentes).

A lombalgia, na verdade, não é uma única doença, e sim um sintoma. Já foram enumeradas 50 causas. Por isso, na maioria dos casos, os especialistas têm dificuldade em identificar qual estrutura da coluna é a responsável. Entre elas, temos que investigar os discos, ligamentos, articulações ou outras partes. Após um mês de avaliação, infelizmente, apenas 15% dos doentes têm a definição de uma doença ou lesão.

Em cerca de 1,5% desses pacientes, a dor irradia-se para os membros inferiores, situação denominada ciática. O problema ocorre devido à compressão de uma ou mais raízes nervosas no nível da espinha.

A boa notícia é que mais da metade dos casos de dor lombar se curam ou melhoram com simples medidas e, às vezes, pela própria natureza. Na dor lombar aguda, a duração média é de duas a seis semanas. Cerca de 80% dos doentes recuperam-se e retornam às suas atividades rotineiras.

Mas há outros casos em que a dor é um aviso, funcionando como um alarme de doenças mais graves que inclusive podem colocar a vida do paciente em risco, requerendo por isso diagnóstico precoce e preciso. Entretanto, nem sempre a dor é aguda. Quando se torna crônica (ver Capítulo 6, A Dor Crônica), estão envolvidos fatores psicossociais, como a depressão, ansiedade, abuso de drogas, falta de condicionamento físico e problemas familiares, entre outros.

Conheça as principais causas de dor lombar, cervical e dorsal no Anexo 2.

A DOR CERVICAL

A coluna cervical é o elo flexível entre a cabeça e o tronco. As suas principais funções são proteger as estruturas dos sistemas vascular e nervoso presentes na região, dar sustentação ao crânio e garantir o movimento. Ela cumpre essas tarefas graças a um bem elaborado equilíbrio entre a sua força e a flexibilidade. As disfunções que eventualmente abalam esse equilíbrio promovem a dor.

A dor cervical ou cervicalgia é uma manifestação clínica caracterizada por dor e rigidez transitória, exatamente na região cervical, de causas diversas. Ela acomete 55% da população adulta em alguma fase da vida, com maior incidência no sexo feminino. Os sintomas ocorrem devido ao espasmo muscular e/ou tração de raízes nervosas. Em 1% dos casos os nervos oriundos da coluna são comprimidos prejudicando ou não a sua função (perda de força ou alterações de sensibilidade). É a denominada braquialgia.

A dor cervical costuma estar relacionada com os indivíduos idosos, atividade profissional (trabalhadores braçais ou que executem atividades adotando vícios posturais) e grau de escolaridade. Os estudos indicam que quanto maior o grau de escolaridade, menos queixas são observadas. O número de dias faltados (absenteísmo) no trabalho é pequeno, uma vez que esse tipo de dor se resolve espontaneamente na maioria das vezes. Quando se torna crônica (estimada em 12% das mulheres e 9% dos homens), em geral está associada a problemas da esfera psicológica, social e traumática, como a lesão do chicote (leia Capítulo 6, A Dor Crônica).

A Dor Dorsal

As doenças da coluna dorsal são menos freqüentes e apresentam características próprias. É definida como uma dor localizada na região torácica posterior.

As Dores do Trabalho (DORT)

Postura ruim ou movimentos repetidos com muita freqüência são as razões comuns para o aparecimento de dores nos ombros, cotovelos, mãos ou joelhos. Elas ocorrem porque determinadas estruturas, como tendões e ligamentos ficam distendidas e inflamadas. Nas costas, movimentos inadequados dessas estruturas além de outras como discos e articulações interapofisárias posteriores também levam ao aparecimento dessas dores.

Quando o problema está relacionado aos movimentos repetitivos feitos durante o trabalho, a doença se chama Distúrbios Osteomusculares Relacionados ao Trabalho (DORT). Trata-se do mesmo mal que, durante muitos anos, foi denominado LER, ou seja, Lesões por Esforços Repetitivos.

A noção de que certas profissões podem induzir à doença não é recente. Há 300 anos, em 1713, Bernardino Ramazzini, "O Pai da Medicina do Trabalho", escreveu na Itália o primeiro tratado médico sobre doenças ocupacionais. O autor considerava que os indivíduos que trabalhavam em condições climáticas adversas e em ambientes mal ventilados apresentavam doenças. Ele recomendava períodos de repouso no trabalho, exercícios e posturas adequadas. É obvio que esses conceitos desenvolvidos há três séculos continuam atualizados.

No Brasil, a incidência e a prevalência de indivíduos diagnosticados com DORT assemelham-se às dos países industrializados. Nesses lugares, as estatísticas mostram que o problema é generalizado. Nos Estados Unidos, em 1985, foram gastos US$ 20 bilhões em indenizações. Um trabalho realizado pelo Departamento de Estudo de Saúde Ambiental da Universidade de Washington, há três anos, revelou um impacto assustador sobre a perda de produtividade. Os autores utilizaram como metodologia o levantamento de anos de perda de produtividade em trabalhadores machucados e portadores de doenças relacionadas com trabalho. Esse cálculo abrangeu o tempo acumulado de perda de produtividade passada e futura, levando em conta a capacidade individual de trabalho. Os resultados mostraram que as lesões da coluna cervical e lombar eram associadas aos maiores índices de perdas de anos de produtividade; somente no ano de 1986, correspondeu a 14.624 anos de produtividade perdidos.

Por aqui, um dos dados vem de uma pesquisa encomendada ao Datafolha pelo Instituto Nacional de Prevenção aos DORT em 2001, em convênio com o Ministério da Saúde. O trabalho propôs-se a calcular a incidência do problema na cidade de São Paulo. O resultado mostrou que havia 310 mil trabalhadores com diagnóstico desse problema, o que significa o índice assustador de 6% da população empregada. Isso sem contar os trabalhadores que nunca procuraram um serviço médico. Todos esses profissionais estão incluídos no gasto anual de cerca de R$ 12,5 bilhões com acidentes e doenças do trabalho.

Esses dados indicam que políticas para intervenções preventivas e precoces são essenciais. Entre os seus objetivos, destacam-se diminuição de custos, redução do absenteísmo e melhora do prognóstico da saúde.

Entenda o DORT

O DORT é um distúrbio que engloba um grupo heterogêneo de enfermidades músculo-esqueléticas relacionadas com trabalho e causadas por múltiplos fatores. Muitas vezes essas afecções não apresentam uma causa identificada. Todas essas enfermidades dos DORT apresentam alta incidência na prática médica diária, ou seja, ocorrem freqüentemente fora do ambiente de trabalho. No entanto, também é oportuno comentar que, nos últimos anos, registra-se um aumento gradativo de diagnóstico de casos de DORT em praticamente todas as ocupações. No entanto, eles têm sido empreendidos de forma simplista e incorreta, em pacientes com queixas dolorosas, tão-somente porque as mesmas se enquadram no ambiente ocupacional. Não levam em conta uma série de possibilidades que desencadeiam e/ou perpetuam a dor crônica. Entre os trabalhadores diagnosticados equivocadamente, apenas uma minoria realizou atividades que exigiram esforços biomecânicos repetitivos e que causaram lesões dos tecidos. Isso só enfatiza a necessidade de discutir um pouco mais sobre alguns fatores que possam influenciar os DORT, para que sejam reconhecidos mais facilmente. Entre os mais importantes, estão:

Características da personalidade (indivíduos ansiosos ou depressivos, por exemplo), o grau de satisfação da pessoa com o seu trabalho, o relacionamento profissional e familiar, o tabagismo, o alcoolismo, a obesidade e até uma percepção inadequada do próprio estado de saúde ajudam a criar um terreno fértil para o surgimento dos DORT. E há ainda a influência genética: filhos de pais com a doença têm mais chances de manifestá-la em algum momento da vida.

A idade tem sua cota de contribuição, pois acima dos 50 anos há uma diminuição do limiar de fadiga muscular, associada à queda da capacidade aeróbica e da força muscular, o que deixa o músculo mais vulnerável. O estresse e as alterações emocionais fazem parte da relação de situações que favorecem o aparecimento de DORT e, na maioria dos casos, também participam ativamente da manutenção desses sintomas.

DORT NO MUNDO DO TRABALHO

As condições organizacionais do ambiente de trabalho, sua segurança, as exigências em termos de maior eficiência e o aumento da produção e, ainda, o relacionamento com pessoas de cargo superior e seus colegas também influenciam a favor ou contra o aparecimento de DORT.

Certamente é no ambiente de trabalho, onde a maioria das pessoas passa quase a maior parte do dia, que se encontram os mais importantes fatores de risco associados aos DORT. Dá até para fazermos um pequeno exercício de observação para compreendermos melhor a extensão do problema.

Uma das situações com maior potencial para gerar os sintomas de DORT é a sobrecarga física. É freqüente os trabalhadores que suportam constantemente cargas pesadas apresentarem mais problemas nos ombros e na coluna lombar.

Outro fator que conta pontos nos riscos de ter DORT é a inexperiência. Isso mesmo: quem não foi treinado ou não aprendeu ainda os macetes da atividade tem maior índice de problemas em membros superiores. Um dos motivos, obviamente, é a técnica equivocada para executar as tarefas. Bem, mas há ainda uma série de condições referentes ao ambiente e ao tipo do trabalho. Não é raro, por exemplo, encontrar escritórios ou fábricas em que o mobiliário, os equipamentos e os acessórios estão em total desacordo com o equilíbrio e a fisiologia do corpo. Também se incluem nesse conjunto de fatores a ventilação, a presença de poluentes, a temperatura e a umidade do ambiente.

Enfim, há muitas circunstâncias que levam ao desrespeito a regras de postura como angulações, posicionamentos e distâncias menos adequadas ao corpo ao executar movimentos. Uma situação muito comum e bastante associada aos DORT é o uso de instrumentos, como perfuradores pneumáticos, que transmitem vibração excessiva.

Para agravar o quadro, quem trabalha em condições que favoreçam o surgimento de DORT pode ser ainda prejudicado pela carga horária. A falta de intervalos apropriados, o trabalho noturno ou monótono e o excesso de jornada de trabalho podem ser fatores de desencadeamento ou agravamento dos sintomas.

A situação piora para o trabalhador ainda mais se a família não entender o que está acontecendo, oferecendo um baixo suporte familiar, se o mesmo tiver lazer inadequado ou insuficiente ou quando se sentir isolado.

Tipos de Dort e Prevenção

As principais patologias relacionadas com DORT são a tenossinovite do punho e antebraço, a síndrome do túnel do carpo, a tendinite do ombro, a epicondilite lateral, a cervicalgia e a lombalgia. Como as suas manifestações dolorosas são dependentes de múltiplos fatores, a prevenção deve ser precedida de uma avaliação ampla e diagnóstica e serem instituídas as medidas necessárias em vários níveis de intervenção. Tais ajustes proporcionarão, em prazos variáveis, a melhora da saúde dos funcionários, a redução do absenteísmo e dos custos financeiros. Além disso, o oferecimento de melhores condições para a realização das atividades profissionais terá, entre suas conseqüências, o aumento da segurança, a redução de acidentes e um aumento da produtividade das empresas. Confira as principais medidas de prevenção.

As Principais Ações de Prevenção São:

Medidas Estruturais

Este item se refere a um aspecto básico nas relações de trabalho. Seu pressuposto é de que máquinas, móveis e estruturas devem ser adaptadas ao ser humano, e não o contrário.

- Por isso, para diminuir os casos de DORT registrados em uma empresa, serão necessárias reformulações do espaço físico e do mobiliário. Muitas vezes, as alterações nem precisam ser gigantescas. A simples troca de cadeiras de um escritório, desde que bem orientada, pode ter efeitos impressionantes no bem-estar dos trabalhadores e na diminuição do absenteísmo.

- Escolha de ferramentas e instrumentos adequados para cada função. É o caso, por exemplo, da troca de mesas de computadores para colocá-los na altura devida. Outra recomendação, cada vez mais freqüente feita pelos especialistas em coluna às empresas, é restringir o uso de *laptops* às situações em que eles sejam imprescindíveis. Isso porque esses modelos portáteis obrigam os usuários a assumir involuntariamente posições antiergonômicas e muito mais prejudiciais ao bem-estar da coluna. Também é importante fazer pequenos intervalos durante o trabalho no computador.

- Informação é indispensável. Não adianta nada trocar mesas, cadeiras ou oferecer os equipamentos mais modernos se as pessoas que ali se encontram não tiverem consciência de que precisam se envolver nesse esforço. Elas precisam ser esclarecidas quanto aos riscos para a própria saúde caso mantenham os mesmos erros de postura.

Medidas de Organização do Trabalho

É possível reduzir o estresse da coluna no trabalho com algumas adequações relativamente simples na rotina das tarefas. Muitas empresas tiveram benefícios instruindo os funcionários a fazer pausas para o relaxamento muscular durante a jornada de trabalho, bem como a introdução de exercícios (alongamento) e técnicas como a massagem rápida.

Outra orientação bastante útil é repensar a distribuição do tempo de execução das tarefas de acordo com a função e com o limite contratual de prazo do trabalho. As pessoas com mais liberdade para administrar seu tempo e forma de trabalho costumam responder com mais eficiência e produtividade.

Mais uma questão a ser abordada é a implantação de medidas para controle do estresse psicológico. Um dos recursos para isso é criar condições para que exista um bom ambiente de trabalho e de relações humanas. Itens como uma política de recursos humanos, muito claros e conhecidos por todos, auxiliam no combate a boatos, intrigas e fofocas, que normalmente são focos de tensão.

Processos de Treinamento

Cada função dentro de uma corporação exige conhecimentos e esforços específicos, ou seja, a capacitação completa para a sua atividade. Isso implica conscientizar o profissional sobre os métodos de execução do trabalho e, também, quanto às características que essa tarefa assume na empresa em questão.

Também faz parte desse processo o esclarecimento sobre os riscos inerentes à sua função e práticas de segurança, entre elas a indicação das posturas corretas.

Na verdade, todas essas medidas fazem parte da ergonomia (ciência que aplica as leis naturais no ambiente de trabalho com o objetivo de aumentar a segurança e a eficiência). A avaliação ergonômica inclui a análise do local de trabalho, dos pontos de vista físico, biomecânico e psicológico. As principais categorias de intervenção ergonômica são treinamento, seleção e redesenho do espaço físico. Elas têm-se mostrado como as intervenções mais efetivas.

Está provado que o ambiente organizacional está intimamente relacionado com a saúde, e os investimentos para a sua melhora não podem ser encarados como um gasto a mais. A falta de cuidados ergonômicos, regra geral, promove o aumento do absenteísmo, uma perda de produtividade, maiores gastos devido ao afastamento do trabalho e gera funcionários com restrições ao desempenho de suas atividades. Isso leva à deterioração das relações humanas e à piora no estado de saúde de seus empregados.

É essencial que todas essas medidas sejam acompanhadas de uma mudança de estilo de vida do indivíduo tirando de sua rotina o tabagismo, o sedentarismo, a obesidade e que reforce a obediência às regras de boa postura (ver capítulo de Prevenção). Se esses procedimentos não forem adotados, há maior risco de surgimento e agravamento das dores na coluna, apesar das medidas ergonômicas.

A Dor em Crianças e Adolescentes

Capítulo 4

Até bem pouco tempo, muita gente, incluindo profissionais da saúde e pais, acreditava que bebês não sentiam dor. Imaginava-se que, em razão dos recém-nascidos ainda não terem as funções do sistema nervoso completamente desenvolvidas, eles não processavam os estímulos dolorosos. Essa teoria caiu por terra. A ciência descobriu que mesmo fetos já respondem à dor. Por tudo isto, em nossos dias, o sofrimento infantil agudo ou crônico passou a ser reconhecido pela medicina, fazendo com que sejam tratados de modo efetivo e adequado.

Entre as causas mais comuns da dor em crianças estão as famosas cólicas em bebês de até três meses de idade, infecções de ouvido, de garganta e urinária. A dor nas costas também se encontra presente em crianças e adolescentes. Várias pesquisas estimam que cerca de 30% da população entre 11 e 17 anos sofrem desse mal. Um terço delas já apresenta alguma incapacidade. E, para piorar, o problema vem crescendo. Há 20 anos, praticamente, apenas adultos se queixavam de dor. Entretanto, nos dias atuais, crianças com essa reclamação são uma presença cada vez mais freqüente nos consultórios.

Existem vários explicações para esse fenômeno. Sem dúvida, o avanço da medicina permite que hoje esses casos sejam mais bem identificados pelos especialistas. Porém, o estilo de vida decorrente da vida moderna é o principal responsável por esse aumento. As crianças estão adquirindo os mesmos maus hábitos dos adultos. Estão mais sedentárias, ficam horas sentadas na frente da televisão ou computador, alimentam-se com salgadinhos e *fast-food*, o que as leva a se tornarem obesas, além de carregarem pesadas mochilas nas costas, não obedecendo às regras de postura. A praga do tabagismo e do consumo abusivo de refrigerantes e álcool entre os adolescentes também agrava o problema. Em vez de praticar algum esporte, preferem levantar o copo e acender o cigarro na mesa do bar. É uma situação perigosa, pois o cigarro tem substâncias tóxicas que lesam os discos intervertebrais.

Além do estilo de vida, há várias causas orgânicas a serem pesquisadas relacionadas à dor infanto-juvenil. Primeiramente, toda vez que se fala em dor nas costas em crianças e adolescentes as posturas incorretas têm sido responsabilizadas. Eis aí algo que se pode chamar de precipitação. Está cientificamente provado que as posturas erradas de crianças e adolescentes raramente causam dor nas costas. Por isso, esse diagnóstico só pode ser confirmado depois que forem descartadas várias outras causas, das quais falaremos a seguir. Elas se dividem em:

1. *Causas mecânicas* — Envolvem as tais posturas incorretas, distensões musculares (observadas em crianças com múltiplas atividades físicas ou esportes, às vezes excessivas), a hérnia de disco (rara antes dos 10 anos) e a fratura aguda de estruturas das vértebras, particularmente nas lâminas, observadas em acidentes ou atividades esportivas.

2. *Problemas no desenvolvimento* — São alterações que aparecem no período de formação da coluna, antes do nascimento, ou depois, durante o crescimento. Entre elas, temos a espondilolistese.Trata-se de um defeito anatômico das vértebras lombares, em especial nas mais baixas. Ele pode resultar no movimento da vértebra (escorregamento), capaz de causar lesões nos nervos. Ainda nesta categoria estão os desvios do alinhamento da coluna, como a escoliose, a cifose, a lordose acentuada e, ainda, a associação das mesmas.

3. *Causas inflamatórias* — A mais comum é a artrite reumatóide juvenil, que afeta principalmente a coluna cervical. Outro problema comum é a espondilite anquilosante, mais comum na coluna lombar. Desse grupo fazem parte também as infecções de discos e vértebras (espondilodiscite).

4. *Causas tumorais* — É um grupo pouco freqüente, mas que precisa ser descrito, inclusive como alerta para a necessidade de sempre se aprofundar o diagnóstico na busca da origem das dores nas costas de crianças. Esses tumores costumam localizar-se nas vértebras, sendo a maioria benignos, e sua conseqüência maior é a dor. Raramente são malignos, mas, quando isso ocorre, possivelmente são de ramificações (metástases) de tumores a distância. Também há tumores espinhais (dentro do canal vertebral).

5. *Causas psicológicas* — Geralmente são respostas emocionais e físicas a situações muito estressantes ou traumáticas. Nesses casos, os exames clínicos e do aparelho locomotor são normais, isto é, não há achados como inflamações ou desvios. No entanto, esse diagnóstico só é viável depois de serem descartadas todas as causas físicas.

Quanto Dói?

Um dos maiores desafios no tratamento da dor nessa população, no entanto, é fazer a avaliação correta da intensidade do desconforto e descobrir sua causa. Afinal, os pequenos podem ter dificuldade para contar o que sentem com precisão. Uma das maneiras de verificar o grau da dor, então, é usar tabelas criadas especialmente para essa finalidade, denominadas escala visual analógica (VAS). Esses instrumentos usam, por exemplo, carinhas desenhadas com expressões de alegria, tristeza ou muita dor. A criança aponta o rosto com o qual identifica sua própria dor, dando uma pista do quanto está sofrendo.

Os pais, professores e cuidadores de creches devem ficar atentos a alguns sinais. Em geral, a criança pouco se queixa de dor e parece ter uma tolerância maior do que os adultos. Mas se ela está com dificuldade para brincar, correr, praticar esportes, sentar-se na cadeira da escola, é um indício de que algo está errado e, portanto, é preciso procurar ajuda. Também é necessário acender a luz de alerta caso a criança tenha febre, reclame de dor persistente e apresente mudança de postura. Essa condição levanta suspeita de alguma infecção na espinha ou na região.

Para superar as eventuais carências de informação por parte dos pais ou dos cuidadores e a dificuldade de a criança descrever os seus sintomas, o diagnóstico requer um detalhamento especial. Além de obter informações gerais e sobre os antecedentes, o médico deve investigar, por exemplo, se a criança teve alguma infecção, sofreu uma queda ou foi vítima de violência doméstica.

Além disso, é indispensável fazer um exame físico minucioso e uma avaliação do aparelho locomotor à procura de pontos dolorosos, inchaços, hematomas ou desvios de postura. Mesmo se inicialmente nada for encontrado, o médico e os pais devem ficar atentos e insistir na busca de um diagnóstico. A manifestação de dor nas costas na infância e adolescência pode ser um sinal de algo grave, que precisa ser descoberto o mais rápido possível. É diferente da dor no adulto, que pode não ter uma causa orgânica por trás.

O tratamento utiliza praticamente os mesmos recursos destinados ao alívio da dor nos adultos. Mas é claro que tudo é adaptado para o universo infanto-juvenil. A criança é um ser em crescimento e desenvolvimento. Portanto, somente devem ser ministrados medicamentos e indicados procedimentos que ofereçam baixo risco. No caso de cirurgias, todas as precauções devem ser tomadas para atenuar o sofrimento físico e prevenir traumas psicológicos futuros.

Em resumo, deve-se enfatizar que toda dor em crianças e adolescentes precisa ser levada muito a sério e tratada cuidadosamente.

Como Fazer o Diagnóstico

Uma das maiores dificuldades no tratamento da dor nas costas é identificar o que está provocando o problema. Sabe-se que, apenas em 15% dos pacientes com dor lombar, conseguem-se identificar as razões da dor. Há algumas explicações para tão pouco sucesso. Muitas vezes, há uma incompatibilidade entre os achados clínicos e os exames de imagem. Existe também dificuldade para determinar o local exato da origem da dor; um distúrbio na região lombar pode levar ao desconforto nas pernas, por exemplo, e confundir o diagnóstico. Além disso, há um razoável despreparo de alguns médicos para lidar com o problema. Esses profissionais, em geral, durante a sua formação, recebem informações insuficientes sobre a dor nas costas e, por isso, são incapazes de conduzir a investigação corretamente. E, para piorar, muitas vezes o próprio paciente não consegue explicar o que sente, dificultando ainda mais o diagnóstico.

No entanto, quando você procura um médico, é óbvio que deseja ouvir uma resposta clara a respeito das razões da sua dor. Mas se essa explicação não pode ser fornecida com tanta precisão, cabe ao profissional ser honesto e dizer que não se chegou a um diagnóstico fechado. Porém, o especialista tem obrigação de excluir a existência de doenças mais sérias. Para isso, ele e você também contam com uma classificação aceita no mundo todo que ajuda a dar uma primeira pista de qual pode ser o problema. Veja a seguir:

— Dor simples: ocorre em geral em pessoas com idade entre 20 e 55 anos e manifesta-se na parte inferior das costas. A dor normalmente tem causa mecânica e varia conforme os movimentos e as posições. O estado geral do paciente é bom.

— Dor com comprometimento do nervo: é conhecida popularmente como ciática. Ela se irradia para uma das pernas, com intensidade quase sempre maior do que a sentida nas costas. Pode haver também perda de força, adormecimento e redução de reflexo. De causas diversas, pode ser uma hérnia de disco.

— Dores mais sérias: são progressivas, constantes e não-mecânicas, ou seja, não se relacionam com movimentos ou posições. Nesse caso, o paciente está sempre se sentindo mal, com pouca disposição. Também podem piorar à noite. Entre as causas, estão infecções, tumores, doenças inflamatórias reumáticas, fraturas vertebrais por osteoporose e lesões nervosas resultantes de traumas que podem surgir depois de acidentes. E se você está com algum problema na bexiga ou no intestino, perdeu peso recentemente ou já teve câncer, também deve buscar ajuda prontamente. Esses são casos de urgência médica. Precisam ser investigados e tratados o mais rápido possível.

E tenha certeza: nunca ignore a dor, porque ela é um sinal de alerta.

A IMPORTÂNCIA DA CONSULTA MÉDICA

Infelizmente, existem pessoas que têm ou já tiveram dor nas costas que guardam lembranças ruins do atendimento recebido por parte do médico. Os problemas começam logo na escolha do profissional. A quem procurar? Um ortopedista, um reumatologista, um clínico-geral ou correr para o massagista da esquina? Na verdade, ao primeiro sinal de desconforto, você deve marcar uma consulta com um reumatologista, o especialista mais preparado para realizar a investigação do que está ocorrendo.

Mas é importante saber que, além do médico, a pessoa-chave do seu tratamento é você mesmo. Você deve procurar se informar a respeito do problema para, junto com o profissional escolhido, tomarem ambos as decisões mais apropriadas. Por isso, também é importante manter uma boa relação com o especialista. Você precisa sentir-se à vontade com ele, inclusive para questioná-lo quando não concordar com alguma orientação e para solicitar que lhe esclareça todas as dúvidas.

Quando você for fazer a primeira consulta, prepare-se para ir com tempo. Afinal, se ela for conduzida de acordo com os requisitos e conhecimentos médicos, certamente vai durar pelo menos meia hora. O profissional terá de realizar, em todos os casos, o ato médico, regulamentado pelo Conselho Federal de Medicina (CFM: 1.627/2001). Inicialmente fará um levantamento minucioso e detalhado de sua história. Ele perguntará a respeito de sua doença atual, outras enfermidades da qual você já foi vítima e o histórico médico de sua família. O especialista também necessita saber que remédios você toma ou tomou e registrar mudanças importantes no corpo, como obesidade ou uma gravidez. A você cabe fornecer informações precisas. Uma boa tática é escrever, antes da consulta, o que considera importante relatar e o que gostaria de saber. Vale ainda levar um familiar ou um amigo, pois ele pode lembrar-se de detalhes que lhe escapem.

Depois de uma boa conversa, parte-se para o exame clínico. Prepare-se para ficar com pouca roupa, pois o médico irá realizar um exame físico geral e depois partir para uma avaliação específica do aparelho locomotor. Dentro desta última, vai examinar toda a sua coluna por meio de uma inspeção para identificar eventuais desvios anatômicos ou contraturas musculares. Em seguida, vai solicitar que você execute determinados movimentos e fique em posições que lhe permitam identificar alguma anormalidade. Isso permitirá a ele avaliar a sua postura, mobilidade e flexibilidade. O médico poderá pedir, por exemplo, que você se desloque alguns passos à frente para observar como a sua coluna se comporta. A próxima etapa é fazer a palpação de pontos dolorosos e de músculos. Para concluir, fará um exame neurológico com ênfase no estudo da força muscular, reflexos e manobras específicas. Em geral, a maior parte desse exame é físico, sendo repetido na consulta de retorno para que o profissional avalie a evolução da doença, incluindo o tratamento. Além dessa análise física, o especialista deve investigar possíveis origens psicológicas da dor, em especial quando ela for crônica. Sabe-se que na grande maioria desses casos há uma séria relação com as condições emocionais do paciente. Por isso, esse aspecto precisa merecer especial atenção.

O médico deve explicar em linguagem compreensível, de preferência com o apoio de ilustrações, o que o levou a chegar ao diagnóstico, o que pretende fazer e por quê. Mas como em muitos casos o diagnóstico não é evidente, pois pode inclusive depender da evolução da doença, a explicação pode não ser direta como você imagina. No entanto, insista. Você não deve ter nenhuma dúvida de como o médico chegou ao diagnóstico que foi apresentado. Pergunte como ele tirou a conclusão, quais as evidências que sustentam a afirmação e as razões para a escolha do tratamento. Sua participação é essencial.

A partir de agora, você será capaz de identificar, de cara, uma consulta mal feita. O médico parece estar com pressa, não lhe dá chance de esclarecer dúvidas e sequer faz um levantamento mais apurado do seu histórico de saúde. Tampouco ele pede que descreva com riqueza de detalhes como respondeu ao tratamento. Outro indicativo de que você não está sendo bem atendido é o médico fazer o exame sem sequer pedir a você para tirar parte da roupa ou não realizar um exame clínico geral e da coluna nem na primeira consulta nem no retorno. Por isso, insista no seu direito de informação e de receber atendimento correto. Se não estiver satisfeito, mude de médico.

QUANDO OS EXAMES SÃO NECESSÁRIOS

Uma das coisas mais comuns quando se procura um médico é esperar que ele determine a realização de vários exames, incluindo os de imagem, como os raios X. Sair do consultório sem a solicitação de um teste sequer pode dar a impressão de que o médico não o atendeu corretamente. No entanto, pensar assim é um grande equívoco. Bons profissionais escolhem a dedo os exames que devem ser feitos, quando realmente precisam ser realizados. A máquina jamais substituirá a sensibilidade e o raciocínio médicos. Por isso, se você foi orientado a fazer muitos exames logo da primeira vez sem uma explicação do porquê, desconfie. Seu médico pode estar querendo cobrir eventuais falhas no levantamento de informações a respeito de sua saúde e no exame clínico, estes, sim, os procedimentos indispensáveis para um bom diagnóstico. Infelizmente, porém, o que se vê hoje é uma verdadeira adoração por imagens, tanto dos pacientes quanto dos próprios médicos, que entregam para a tecnologia a responsabilidade por uma resposta que deveria ser dada por eles. Pedem-se testes demais, muitas vezes absolutamente desnecessários. Conheça os principais exames, incluindo os de imagem, e as situações nas quais eles de fato são necessários.

— Radiografia simples (raios X): as radiografias de frente e de perfil não devem ser solicitadas na primeira consulta nos pacientes com dor tipo mecânica, a não ser que haja suspeita de doenças inflamatórias, cancerosas ou fraturas de qualquer causa. Nas situações em que a dor permanecer por mais de quatro semanas, deverão ser solicitadas.

— Tomografia computadorizada: é um método que apresenta a vantagem de estudar adequadamente o osso. Permite avaliar a anatomia do canal vertebral, lesões do disco, alterações degenerativas das vértebras e das articulações posteriores que ligam as vértebras entre si. Também nos casos em que houver, entre outras hipóteses, suspeita de fraturas de vértebras e lesões ósseas. Não pode ser realizada em grávidas.

— Ressonância magnética: é indicada para estudo anatômico de estruturas não-ósseas (partes moles, como o disco intervertebral, a medula espinhal, raízes nervosas e ligamentos). Os equipamentos mais modernos de maior resolução apresentam imagens cada vez mais detalhadas e precisas. O procedimento é simples e indolor e pode ser realizado inclusive por gestantes. Um dos inconvenientes é que você não pode mexer-se durante o exame, e quem tem claustrofobia pode ter dificuldades em fazer esse exame. Se esse for o seu caso, avise o médico, pois ele solicitará a sua realização sob sedação. Saiba, porém, que existem modelos mais novos que são abertos e, portanto, não passam uma sensação sufocante. A ressonância não pode ser usada por pessoas com marcapasso cardíaco. Pode ser solicitada nas dores agudas de coluna com evolução diferente do habitual (atípica) ou nos casos em que houver evolução insatisfatória sem um diagnóstico conhecido após quatro semanas de tratamento clínico. É o exame de escolha para o estudo das hérnias de disco.

— Mielografia dinâmica e mielotomografia computadorizada: são exames invasivos que devem ser solicitados quando as imagens obtidas pela ressonância ou tomografia não forem suficientemente esclarecedoras, particularmente nos casos em que o estreitamento do canal espinhal pode levar a alguma compressão da medula espinhal. Serve ainda para identificar o nível vertebral em que se encontra a causa da doença. Trata-se de um procedimento de indicação restrita, muito desagradável e que pode causar dor de cabeça temporária como efeito colateral.

— Discografia: é parecido com a mielografia. Injeta-se um líquido chamado contraste no interior do disco intervertebral. O objetivo é verificar as condições de sua estrutura. Se o líquido não extravasar os seus limites ou não reproduzir os sintomas, isso significa que o disco suspeito não é o responsável pela dor. Caso contrário, é indicativo de que há problemas, como uma hérnia. É de uso extremamente restrito e sua indicação questionada.

— Cintilografia óssea: é um método para detectar anormalidades ósseas, infecções, inflamações ou metástases por câncer.

— Densitometria óssea: é um método indolor, sem risco e de baixo custo, indicado para diagnosticar e acompanhar o tratamento de pacientes com osteoporose ou que necessitam de uma avaliação da quantidade de massa óssea. Isso permite determinar o risco de fraturas e indicar as medidas para a sua prevenção.

— Eletroneuromiografia: deve ser solicitado nas doenças do sistema nervoso periférico, fornecendo informações quanto à presença de compressões agudas ou crônicas das raízes nervosas e de suas condições funcionais.

— Exames laboratoriais: são necessários para confirmar a existência de doenças sistêmicas (com repercussões generalizadas no organismo), dentre os quais, o câncer, infecções, inflamações e osteoporose.

COMO SE POSICIONAR DURANTE O TRATAMENTO

Fechado o diagnóstico e escolhido o tratamento, é essencial que você o realize rigorosamente. E tenha consciência do que pode acontecer, inclusive sobre as chances de fracasso. Afinal, não existem soluções mágicas. Além disso, tenha em mente que o tratamento não é imutável. Se não estiver funcionando, questione o médico sobre a possibilidade de mudá-lo. Se o especialista receitou a você um antiinflamatório, por exemplo, a dor deve melhorar ou cessar após um período de cinco dias. Se isso não aconteceu, alguma coisa pode estar errada. Se o profissional optou pela realização de uma cirurgia, pergunte e pesquise se não há mesmo outra opção. E também levante as vantagens e desvantagens do procedimento, o tempo de duração, de recuperação, como será o pós-operatório, quantos dias depois você poderá voltar à ativa, bem como os riscos da intervenção. Quando estiver inseguro, nunca é demais ouvir outras opiniões. Verifique também o custo do tratamento. Qual o preço dos exames, dos remédios, da cirurgia? Quem irá pagar? Questione isso com seu médico e planeje a melhor forma de conduzir esse processo.

Como Lidar com a Dor

Sentir dor é uma das piores e mais incômodas situações da vida. A Associação Internacional para o Estudo da Dor define essa sensação como uma experiência sensorial e emocional desagradável devido a uma lesão já existente ou que ainda poderá, de súbito, aparecer e ser identificada.

Entretanto, uma dor desencadeada por um chute na canela não é percebida da mesma maneira pelas pessoas. Pode doer muito mais para você do que para seu amigo. Mas, apesar de a dor ser uma sensação subjetiva, toda e qualquer queixa precisa ser valorizada e receber atendimento. Ninguém deve sofrer à toa, e os médicos têm obrigação de amenizar o sofrimento dos pacientes. Mesmo quando a dor se manifesta na ausência de lesões físicas detectáveis, ela merece atenção. E se, após uma investigação criteriosa, não for encontrada nenhuma causa, é classificada como dor psicológica.

De maneira geral, há dois tipos de dor com origens que podem ser detectadas no organismo: aguda e crônica. A aguda é uma dor temporária, com duração inferior a seis semanas e, na maioria das vezes, conseqüência de uma doença conhecida e sem maiores complicações. Uma vez tratada, a sensação dolorosa desaparece. Já a dor crônica é bem mais complicada. Com duração mínima de 12 semanas contínuas, ela pode permanecer devido à existência de um estímulo prejudicial, como o câncer. Porém, há chances de que persista inclusive depois da remoção do estímulo desencadeante. É o caso de pacientes que continuam sentindo dor de coluna apesar de terem realizado uma cirurgia para eliminar a compressão do nervo causada por uma hérnia de disco. Acreditava-se que entre 6% e 10% dos adultos apresentassem dor crônica nas costas, porém estudos recentes demonstram que esse número é maior, da ordem de 40% a 44% dos casos. O pior é que 1% a 2% dos mesmos sentem dores insuportáveis.

A Dor Aguda

Uma crise de dor aguda no pescoço ou nas costas é quase sempre imprevisível. E pode ter conseqüências muito desagradáveis. Vencer esse mal-estar será mais fácil se você conhecer algumas regras a respeito dos cuidados e atitudes para modificar a situação. A dor aguda nas costas ou no pescoço caracteriza-se por um comprometimento dessa região que pode acarretar desde um simples incômodo até prejudicar a capacidade de realização de atividades da vida diária. Normalmente com duração menor que seis semanas.

Estimativas americanas mostram que cerca de um terço das pessoas com dores agudas perde temporariamente a condição de empreender as tarefas cotidianas, como arrumar a casa. Outro terço das vítimas fica dependente (carece da ajuda de outras pessoas para levantar da cama ou vestir-se, por exemplo) e outra parcela não consegue sequer assinar o nome em um papel durante alguns dias. Isso ilustra o quanto um ataque de dor aguda pode ser severo. Mesmo assim, apenas 50% dos atingidos procuram um especialista, pois, a princípio, a outra metade não acha que o problema seja relevante. Essa atitude consiste num erro que pode ter desdobramentos. O principal é a cronificação da dor. Também há o risco de perder a oportunidade de diagnosticar precocemente doenças cujo primeiro aviso é justamente a dor aguda (ver Capítulo 2, As Doenças da Coluna).

A ida ao médico, no entanto, muitas vezes não é suficiente para motivar o paciente a seguir as orientações do tratamento e afastar a possibilidade de um segundo episódio de dor aguda; por exemplo, deixar temporariamente de realizar tarefas, como carregar o filho pequeno no colo ou arrumar a cama. O resultado dessa falta de compreensão da gravidade do problema é que, dentro do período de um ano após o tratamento, 80% dos pacientes retornam ao consultório com novo episódio de dor aguda.

Quando Procurar um Médico

Caso você responda sim a uma das perguntas a seguir, procure imediatamente um especialista para investigar as causas da dor e fazer o tratamento. Caso contrário, não é preciso se afobar e correr para o consultório.

Sua dor na coluna se irradia para as pernas?

Caso a dor irradiada seja persistente ou intensa, é sinal de que pode estar ocorrendo compressão de um nervo que sai da coluna e vai para as pernas. É a chamada dor ciática.

Sua dor da coluna aumenta quando você traz os joelhos em direção ao peito ou inclina-se para frente?

Nesse caso, existe grande probabilidade de o disco intervertebral estar irritando ou comprimindo algum nervo.

Você sofreu recentemente alguma queda?

Isso pode causar lesões na sua coluna. O risco é maior, caso você tenha osteoporose.

Teve alguma dor importante e contínua na coluna nas últimas três semanas?

Em geral, dores de menor importância desaparecem em cerca de sete dias. Se forem intensas ou mais duradouras, merecem atenção médica.

A dor da coluna piorou com repouso ou fez você acordar durante a noite?

Se a sua dor na coluna estiver acompanhada de febre, pode ser sinal de infecção associada. Já a dor noturna pode caracterizar outras doenças mais graves.

A dor aguda está acompanhada de alterações intestinais ou urinárias?

Alguns problemas da coluna podem causar esses sintomas, que são sérios e necessitam de atendimento de urgência.

Consulta e Diagnóstico

Na consulta, a primeira pergunta dos pacientes é a respeito de onde vem a dor que surgiu tão repentinamente. Uma parte das pessoas crê firmemente que os sintomas surgiram motivados por dificuldades mais gerais, como o cansaço ou a tensão. E há ainda aqueles que atribuem a situação a algum evento ocorrido nos dias anteriores, ou seja, acreditam que algo aconteceu durante o lazer, a jardinagem, a malhação na academia ou que é tudo culpa do colchão. E há outras pessoas que relacionam as dores agudas nas costas com o trabalho. Os pacientes também querem uma previsão de quanto tempo levará para ficarem livres do problema, se farão repouso e se há risco de a dor voltar.

A outra pergunta mais freqüente é como lidar com um episódio de dor aguda. Pois bem, aqui existe uma série de mitos a serem desfeitos. O primeiro equívoco mais comum é achar que a dor passa logo e demorar em ir ao médico. Se a dor for suportável, pode-se esperar de dois a três dias. Depois disso, vá ao especialista. O segundo engano mais freqüente é minimizar ou exagerar a importância dos sintomas. Isso quer dizer que alguns se esmeram em mostrar coragem para suportar a dor e acham que ela não terá maiores implicações. Tardam em buscar auxílio e apresentam certa resistência a utilizar medicamentos. Há inclusive quem reduza as prescrições dos remédios por conta própria, quer na quantidade ou no tempo de uso. A conseqüência desse ato pode ser a persistência ou volta da dor. No outro extremo, médicos experientes percebem claramente quando o paciente se esforça para dar maior dimensão ao episódio de dor aguda, como se quisesse aumentar o desconforto para receber mais atenção. Esses dois tipos de pacientes são mais vulneráveis à transformação desse episódio de dor aguda em um sintoma crônico.

Por vezes, a dor não regride com a velocidade presumida pelo paciente. Cabe ao especialista explicar claramente, desde o início do atendimento, que alguns episódios de dor aguda podem ter uma duração maior que uma semana, por exemplo, mas que isso não significa que o tratamento não esteja dando certo. O que ocorre é que a história natural da evolução de qualquer doença pode ser diferente e variar em cada paciente, daí o fator tempo. Explica-se, assim, o adágio popular de que o último médico sempre acerta.

A regra de ouro, portanto, é procurar um médico para iniciar um tratamento se a dor continuar por mais de três dias. Após esse período, ela deve ser investigada e medicada para não submeter o indivíduo a sofrimento inútil ou perder a chance de diagnosticar algo que poderá ter conseqüências futuras. Agora, se a dor aguda desaparecer antes de 72 horas, continue levando uma vida normal, pois essa situação pode ocorrer. Caso ocorra outra crise, procure o reumatologista.

A Investigação

A intervenção inicial do especialista pode contrariar um pouco as expectativas do paciente. Quem chega no consultório já quer um remédio para tirar a dor. Só que isso pode levar alguns minutos, pois o médico precisa avaliar as características da dor antes de a tratar. Ele até pode dar um analgésico no próprio consultório, mas, obrigatoriamente, fará uma avaliação clínica completa, para saber a história e os antecedentes dessa dor, seguidos de um exame físico. Após essas medidas, poderá tirar conclusões e escolher a melhor conduta. Se precisar, vai pedir também alguns exames e medicar.

De qualquer forma, diante de uma dor aguda de coluna, o médico deve conversar com o paciente sobre os fatores de risco envolvidos no seu desencadeamento, continuidade e repetição dessa dor (mais informações no Capítulo 12, Os

Fatores de Risco). A correção de aspectos prejudiciais decorrentes do estilo de vida é central logo na primeira consulta para a prevenção de um segundo ataque.

Se fôssemos dividir as responsabilidades no tratamento, ao médico cabe a parcela técnica. Ele precisa ser capaz de diagnosticar, tratar e, sobretudo, motivar o paciente a obedecer às suas orientações. Tem de haver uma cumplicidade entre o especialista e a pessoa que o consulta. Atualmente, o paciente partilha com seu médico a responsabilidade pela sua recuperação. Os médicos mais experientes sabem que é fundamental haver a participação do paciente em todos os processos de decisão. Sabem também que é necessário ter certeza de que o paciente entendeu o recado. Ao paciente, cabe seguir com disciplina as orientações médicas.

Os Tratamentos Medicamentosos

O uso de medicamentos é comum no tratamento tanto da dor aguda quanto crônica (leia Capítulo 6, em Dores Crônicas). Eles são utilizados na maioria dos casos, mas devem ser ministrados com muito zelo. As drogas a serem escolhidas dependem das necessidades de cada paciente, procurando-se a mais eficaz e com menos efeitos colaterais. Muitas vezes, um analgésico ou um antiinflamatório é suficiente, porém, em outras situações, é necessário combinar várias substâncias, descritas a seguir.

A) *Analgésicos*: esses medicamentos são eficazes para aliviar os sintomas. Porém é preciso ter muito cuidado na sua utilização. Há evidências científicas de que quanto mais analgésico você toma, mais o corpo se torna resistente à sua ação para combater a mesma dor. Com o tempo, isso obriga o doente a recorrer a doses cada vez maiores, o que caracteriza um processo de dependência química, que também precisa ser tratada.

B) *Antiinflamatórios*: são muito usados para combater a dor causada por inflamações. Só nos Estados Unidos, estima-se que sejam feitas mais de 60 milhões de receitas por ano. Mas é muito importante saber que na maioria das vezes, eles atuam apenas sobre os sintomas, e não sobre as causas. Em alguns casos, existem indicações muito precisas para uso dos antiinflamatórios hormonais (cortisona). São ministrados em comprimidos, injeções ou na forma de infiltrações. Dependendo da dose, causam efeitos colaterais importantes e seu uso deve ser muito bem planejado.

C) *Relaxantes musculares*: esse grupo de substâncias atua em vários mecanismos de relaxamento dos músculos, quando há contraturas musculares associadas (como torcicolo e dores do esporte).

D) *Infiltrações*: são realizadas quando as outras medidas não afastarem a dor. Consistem em uma injeção no local da dor utilizando somente anestésicos, como a xilocaína, ou em associação o antiinflamatórios hormonais (cortisona).

Os Tratamentos Não-medicamentosos

O tratamento não-medicamentoso dispõe de várias modalidades. Sempre deve ser orientado por um médico habilitado e aplicado por profissionais especializados. Em hipótese alguma deve ser ministrado por profissionais não-credenciados junto aos seus respectivos conselhos de classe, para evitar práticas incorretas que causem ainda mais danos. Conheça os principais recursos não-medicamentosos.

Fisioterapia

A especialidade é composta por técnicas diferentes e de grande importância no tratamento de problemas do aparelho locomotor, em especial nas dores das costas. Ao auxiliarem o indivíduo a manter a mobilidade, os fisioterapeutas colaboram para a melhora da autonomia do paciente e de sua qualidade de vida. A seguir, a descrição de algumas dessas técnicas.

Exercícios

A prática de uma atividade física é essencial no tratamento da dor aguda e prevenção da dor crônica. Mas, curiosamente, muitos pacientes carregam uma noção errada de que o exercício piora a sua dor. Por isso, a primeira atitude de muitos que se defrontam com a dor é cessar a atividade física, incluindo os esportes. Com o tempo, isso faz com que a pessoa perca o condicionamento físico e passe a sentir mais dificuldade em realizar atos rotineiros, como carregar um pacote ou andar até o supermercado. Ao contrário do que imaginam, a realização regular de exercícios bem orientados traz muitos benefícios. Melhora o desempenho cardiovascular (dando mais energia ao organismo), aumenta o tônus muscular e a elasticidade, e traz sensação de bem-estar.

Alongamentos

Estes são os exercícios mais indicados. Devem ser praticados de forma tranqüila e cuidadosa, no mínimo três vezes por semana. Os exercícios de alongamento têm efeitos benéficos importantes com a sua prática regular. Um deles é o aumento do comprimento das fibras musculares, o que proporciona o relaxamento. Além disso, melhoram a flexibilidade, a condução dos impulsos nervosos e a circulação sangüínea nos tecidos musculares. O alongamento também atua sobre o humor do paciente, modificando a sua percepção da dor e aumentando a sua coordenação. Pode ser praticado associado a outras modalidades.

Reeducação Postural Global (RPG)

Aplicada corretamente, a RPG é uma boa técnica para auxiliar no tratamento e prevenção da dor. Os exercícios orientados fazem com que o paciente aprenda a conhecer os mecanismos envolvidos nos seus movimentos corporais. Passe a perceber a resposta dos diferentes grupos musculares e fique treinado para identificar e corrigir posturas incorretas. Dessa forma, ganha consciência corporal, o que diminui o risco de futuras lesões. As sessões devem ser semanais e são necessárias pelo menos 10 para que o tratamento tenha efeito. Essas aulas exigem concentração e disciplina para realizar movimentos delicados e exercitar os grupos musculares específicos. O resultado depende da adesão e da disciplina do paciente em aplicar os conceitos de correção de postura no seu dia-a-dia e não apenas durante as sessões de tratamento.

Pilates

Trata-se de um método de exercícios que proporciona bem-estar e qualidade de vida com base na crença de que a pessoa é uma unidade integrada do corpo com a mente. Todo o movimento tem seu início no cérebro, portanto é um treinamento da mente para controlar o corpo. O *pilates* combina condicionamento físico, mental e alinhamento de postura.

A musculatura profunda é o foco da técnica, que se concentra no trabalho dos músculos mais internos, fundamentais para estabilizar o tronco e diferenciar as várias estruturas corporais.

Esse método tem sido bem aceito por pessoas dos 12 aos 90 anos e pode ser praticado por gestantes. Deve ser aplicado por profissionais treinados em um mínimo de 20 sessões, de duas a três vezes por semana.

Entre os seus benefícios, destacam-se a melhora do condicionamento físico e mental, o aumento da flexibilidade, do tônus e da força muscular, a maior mobilidade das articulações, o alívio das tensões e do estresse, a estimulação do sistema circulatório e a oxigenação do sangue, entre outros.

Aparelhos Elétricos

Ondas Curtas e Ultra-Som

As ondas emitidas por esses equipamentos penetram profundamente nos tecidos, causando elevação de sua temperatura e do metabolismo celular. Em conseqüência, promovem a melhora do fluxo sangüíneo e da elasticidade dos tecidos, diminuindo a inflamação e a dor.

Neuroestimulação Transcutânea (Tens)

A técnica inibe a transmissão da informação dolorosa para o cérebro por meio da aplicação de uma corrente elétrica. Estimula também a liberação de endorfina, substância natural do organismo que funciona como analgésico. O método é muito usado porque é de fácil realização, com poucos efeitos colaterais. O alívio da dor é temporário.

Terapias Complementares

Tratam-se de terapias conhecidas com a denominação de terapias alternativas, a maioria de origem oriental, indiana, chinesa e japonesa. Em geral, promovem relaxamento. No mundo ocidental, cada vez mais pessoas aderem a esses métodos. Entretanto, muitos escondem que freqüentam consultórios de massagem ou acupuntura por terem receio de receberem críticas dos seus médicos titulares. Essa atitude não se justifica, pois esses especialistas precisam vencer os seus preconceitos, inclusive porque algumas dessas terapias já foram reconhecidas pelas sociedades médicas. Um dos aspectos citados pelos pacientes para explicar a crescente procura por esses métodos, e que nutre a crença de sua eficácia, é a duração maior da consulta. Isso deixa o paciente com a impressão de que foi muito bem tratado. Se, por um lado, é bom, não se pode, por outro, desprezar o diagnóstico correto feito pelo médico especialista.

Acupuntura

Método milenar chinês que utiliza o conceito de que o organismo é dotado de canais de energia que precisam estar em equilíbrio e desobstruídos para que o corpo e a mente fiquem em harmonia. Pode ter, para alguns, bons efeitos nos casos de dor aguda com irradiação para os braços ou pernas. Em geral, é mais eficiente no tratamento da dor crônica (leia Capítulo 6).

Massagem

Atualmente, é um dos recursos mais utilizados no alívio da dor. Quando bem indicada e realizada por profissionais habilitados e treinados, pode oferecer alívio temporário, não oferecendo riscos. Utiliza a pressão das mãos ou dos dedos. Existem profissionais de várias áreas que aplicam os mais diversos métodos, incluindo fisioterapeutas e massagistas capacitados. Não se deixe levar por muitos aventureiros que atuam no ramo. Por isso, jamais se deve permitir que o massagista fique em pé sobre as suas costas ou faça manipulações violentas, como tracionar o seu pescoço. Antes de iniciar o tratamento, o paciente deve colocar o massagista a par de todas as suas condições médicas. Por exemplo, pessoas com osteoporose (doença caracterizada pelo enfraquecimento dos ossos devido à perda de massa óssea) devem evitar massagens que fazem pressão muito forte sobre o seu esqueleto, já fragilizado. A massagem clássica, *shiatsu* (nos mesmos pontos de acupuntura) e outras promovem relaxamento muscular, alívio da dor, do edema e fazem drenagem linfática.

Outras Estratégias

Além dos recursos medicamentosos, não-medicamentosos e das terapias complementares, há outras formas de amenizar a dor.

Repouso e Volta ao Trabalho

Os pacientes sempre solicitam atestados médicos para ficarem afastados do trabalho. Alguns médicos até fornecem. Isso porque esses especialistas ainda acreditam que o afastamento do trabalho é uma diretriz correta. É verdade que existem casos em que essa medida é indicada, mas é uma minoria. Está comprovado que não existe nenhuma vantagem no alívio da dor em ficar na cama por mais de três dias. De modo geral, repousar por tempo maior pode agravar as dores. Os estudos mostram que ficar em casa desnecessariamente influencia o paciente a ter uma visão distorcida a respeito da sua situação. Essas pessoas muitas vezes acham e temem encontrar-se em um estado mais grave do que o diagnóstico indica, o que acaba por agravar os seus sintomas. As pesquisas também mostram que as pessoas que têm ou tiveram dores agudas e que voltam ao trabalho mais cedo apresentam menos recaídas e menos chances de cronificação. A única exceção na indicação de repouso prolongado é para os pacientes que sofrem de dores ciáticas (compressão da raiz nervosa com irradiação para as pernas). Nesses casos, o repouso pode ser um pouco mais prolongado, de cinco a sete dias. No entanto, não deve ser absoluto, pois o paciente deve ser estimulado a fazer breves caminhadas durante o dia. O processo de recuperação de uma dor ciática pode demorar entre oito e 12 semanas.

Calor e Frio

Bolsas de calor, sauna, hidroterapia em água aquecida e até um banho quente ajudam a aliviar a dor, em especial quando combinados com exercícios de alongamento. O frio também é um recurso útil, nas afecções agudas, se aplicado logo após a ocorrência de algum trauma. Diminui o edema e induz ao relaxamento muscular, promovendo ação analgésica imediata.

A Informação Ajuda a Curar

Um dos pontos-chave do tratamento de pacientes com dor aguda é a informação e educação. Os doentes precisam ser informados pelo médico sobre as reais expectativas de alívio do mal-estar e ter consciência de que pode haver um possível retorno dos sintomas. Estudos atuais revelam que as pessoas mais informadas a respeito de possível reincidência do problema ficam menos aflitas e inseguras quando isso ocorre, o que contribui para um melhor controle dos sintomas.

A DOR CRÔNICA

A dor crônica, cuja duração mínima é de 12 semanas contínuas, tem efeitos devastadores sobre o indivíduo. Prejudica a qualidade de vida e o bem-estar em tempo integral. Rouba a energia, o apetite, atrapalha o sono, aniquila o bom humor e interfere nos relacionamentos sociais. Torna-se um tormento. Se você tem dor persistente, certamente não trabalha direito ou até corre o risco de perder o emprego porque não consegue mais desempenhar suas funções. O lazer também perde o encanto. Há menos disposição para fazer programas que ajudam a relaxar, como dar uma caminhada, visitar amigos, ir a um restaurante, a um cinema ou clube. A persistência dessa condição leva ao isolamento e perda da auto-estima, pois com o passar do tempo até a vontade de cuidar da aparência e da higiene pessoais acaba sendo afetada.

O progresso da medicina tornou possível identificar vários fatores para prever quais indivíduos terão dor crônica. A lista de variáveis é extensa e inclui a intensidade da dor, problemas emocionais, ansiedade, depressão, abuso de drogas ilícitas, ausência de suporte social, falta de satisfação no trabalho e percepção errônea de sua saúde física (o paciente acha que apresenta um estado de saúde pior do que o diagnóstico revela, com impressão de apresentar doença mais grave). Todos esses fatores interagem entre si, porém as questões psicológicas têm um peso muito maior no desencadeamento da dor crônica (podendo perpetuar a memória da dor), que os fatores clínicos e físicos. Conheça, a seguir, mais detalhes sobre o surgimento da dor crônica.

A Origem da Dor

Para compreender melhor a natureza de uma dor crônica, em primeiro lugar é preciso entender um pouco mais sobre a sua origem e manifestação. Quando seu corpo sofre alguma agressão, interna ou externa, a sensação é transformada em sinais elétricos que percorrem os nervos até chegarem ao cérebro, onde são processados. É nesse momento que você recebe a informação de que está com dor.

A dor crônica é classificada em três tipos diferentes: neuropática, nociceptiva e psicogênica. São nomes estranhos, mas definem situações cientificamente comprovadas. A dor crônica neuropática tem origem no sistema nervoso central ou no sistema nervoso periférico (todos os nervos que percorrem o organismo). É provocada por anormalidades anatômicas no cérebro ou nas vias de transmissão do sistema nervoso, ou seja, nos nervos (canais por onde as informações de dor são transmitidas). Dizer que há alterações anatômicas significa dizer, portanto, que a estrutura física se encontra deteriorada, como se o trilho em que trafega um trem estivesse interrompido, prejudicando a sua passagem. Esse gênero de dor pode apresentar sintomas extremamente graves e prejudicar bastante a qualidade de vida. As dores relacionadas à nevralgia do trigêmeo, à diabete e ao herpes zoster (cobreiro) pertencem a essa categoria.

Na dor nociceptiva, o trajeto a ser percorrido pela informação está intacto. O problema está nos receptores (estruturas que captam os estímulos) presentes no próprio órgão (pele, estômago e intestino, por exemplo) ou na região. Caso haja algum risco à sua integridade, como uma infecção ou trauma, os receptores dos tecidos informam o sistema nervoso central da presença do estímulo nocivo. Como exemplo desse tipo de dor, temos as dores de coluna, as bursites, as tendinites e as dores pós-cirúrgicas. No terceiro tipo de dor crônica, chamado de psicogênica, os nervos estão intactos, não sendo detectadas no paciente doenças orgânicas. Essa dor está ligada a problemas e dificuldades emocionais.

Com relação à dor crônica, é essencial mencionar duas enfermidades que causam grande sofrimento e nem sempre são devidamente diagnosticadas e tratadas: a fibromialgia e a síndrome da fadiga crônica (leia Capítulos 7 e 8, sobre essas duas doenças).

Os Caminhos do Diagnóstico

Quem padece de dor crônica não deve desanimar e nem perder a esperança de voltar a sentir-se bem. Atualmente, há muitos tratamentos eficientes para eliminá-la ou, pelo menos, para amenizar bastante o sofrimento. A primeira atitude a ser tomada na luta contra a dor crônica é procurar um especialista no assunto. Certamente, sua próxima pergunta será qual tipo de médico deve consultar. Bem, se a dor estiver localizada na coluna, pernas e braços, ou seja, no aparelho locomotor, deve-se consultar um reumatologista. Este é o especialista que conhece, devido à sua formação médico-clínica, manifestações psicossomáticas e o aparelho locomotor. Além disso, vários deles atualmente integram ou lideram equipes especializadas no tratamento da dor. Se o problema não estiver na sua área de atuação, ele poderá sugerir o especialista mais indicado para o caso.

Há situações em que o diagnóstico da dor crônica é mais fácil, como a lombalgia crônica (mais informações no Capítulo 2, As Doenças da Coluna). No entanto, há casos em que a sua origem não é facilmente explicada. Nas duas situações, será necessário seguir à risca todos os passos que caracterizam o ato médico. Em primeiro lugar, tirar um histórico detalhado do paciente, com perguntas sobre os seus antecedentes de saúde pessoais e de seus familiares. A seguir, informações sobre os antecedentes psicológicos e familiares, incluindo o ambiente do lar e do trabalho. Essas informações serão úteis na pesquisa sobre a dor. Depois, inicia-se uma enquete sobre eventuais problemas no funcionamento do organismo, como falta de ar, dores de estômago etc.

Em seguida, é hora de um exame clínico geral e outro específico, de acordo com as queixas. No final dessa etapa, poderão ser solicitados os exames de auxílio diagnóstico, entre eles exames de sangue e de imagens (raios X ou ressonância magnética). O paciente deve ter participação ativa, procurando descrever claramente as características da sua dor. Um bom profissional da medicina sempre ouve atentamente a pessoa que o consulta. Todos os esforços devem ser feitos para elucidar as causas da dor e tratá-la do modo correto.

TRATAMENTO

As estratégias de tratamento da dor crônica são traçadas a partir de uma avaliação física, emocional e social do paciente. O combate à dor é personalizado para responder às características do paciente dentro do seu contexto. Em razão de sua complexidade, o tratamento realiza-se em duas frentes: uma utiliza medicamentos e a outra recorre a técnicas e procedimentos não-medicamentosos.

Os melhores resultados no tratamento da dor crônica têm sido obtidos com uma abordagem multidisciplinar (entre especialidades médicas) e multiprofissional (médicos trabalhando junto com fisioterapeutas e psicólogos, entre outros). O objetivo final é aliviar ou eliminar o sofrimento. Isso se faz tratando as causas e conseqüências orgânicas e psicológicas da dor para melhorar a qualidade de vida do doente e reintegrá-lo à sociedade. Devido ao sucesso dessa estratégia, observa-se um aumento na quantidade de clínicas especializadas na abordagem multidisciplinar da dor. Os bons resultados decorrentes dessa abordagem se traduzem em mudanças de comportamento do paciente em relação à sua dor, em uma diminuição do consumo de medicamentos e na redução da procura por serviços médicos.

Conheça as principais opções de tratamento da dor crônica:

Os Tratamentos Medicamentosos

Os remédios são utilizados na maioria dos casos. Devem ser ministrados com muito zelo. As drogas escolhidas dependem das necessidades do paciente, devendo-se procurar a mais eficaz e com menos efeitos colaterais.

Muitas vezes, um analgésico ou antiinflamatório é suficiente; a seguir porém, em outras situações, é necessário combinar várias substâncias, descritas a seguir.

Analgésicos

Esses medicamentos são eficazes contra a dor nociceptiva (quando os canais de transmissão estão intactos). As neuropáticas dificilmente melhoram com essa medicação. Porém, é preciso muito cuidado na sua utilização.

Antiinflamatórios

Muito usados para combater a dor causada por algum tipo de inflamação.

Antidepressivos

Quando se fala em incluir remédios utilizados nos processos depressivos no tratamento da dor, a primeira idéia que vem à cabeça é que esses medicamentos serão úteis para atenuar a depressão causada pela convivência com a dor crônica. De fato, eles atuam sim para amenizar o desconforto emocional de alguém que dorme e levanta com mal-estar, às vezes tolerável, outras vezes absolutamente insuportável. Estima-se que 10% dos pacientes com dor crônica sintam depressão. Mas esta é apenas uma das razões de sua indicação. Na verdade, esses remédios apresentam uma forte atuação analgésica no sistema nervoso. Eles estimulam a liberação de uma substância existente no cérebro chamada serotonina, envolvida no processamento das emoções e que também funciona como uma espécie de freio da dor.

Ansiolíticos

Podem ser usados isoladamente ou associados aos antidepressivos. Ajudam o paciente a controlar a ansiedade que muitas vezes desencadeia ou agrava a dor crônica. Esses remédios podem inclusive melhorar a qualidade do sono e promover relaxamento muscular.

Relaxantes Musculares

Esse grupo de substâncias atua em vários mecanismos de relaxamento dos músculos, aliviando dores de múltiplas origens. Em alguns casos, os benefícios são de curta duração.

Anticonvulsivantes

Sabe-se que eles atuam particularmente nas dores crônicas acompanhadas de mioclonias (contraturas musculares espontâneas) com mecanismo de ação desconhecido.

Bloqueio de Nervos Periféricos

Usa-se esse tipo de tratamento quando as outras estratégias, medicamentosas e não-medicamentosas, não foram suficientes para eliminar ou aliviar a dor crônica. Consiste na aplicação de substâncias bloqueadoras da atividade nervosa, para interromper a transmissão dos estímulos dolorosos enviados ao cérebro. Além de aliviar a dor, o bloqueio pode auxiliar na detecção do local em que se originou a dor. Caso a dor desapareça, isso indica que o problema está na região tratada. Existem várias técnicas utilizadas para fazer o bloqueio nervoso. A injeção de substâncias no local afetado ou a colocação de um cateter ou bombas específicas para infusão controlada de drogas são as mais utilizadas. Em alguns casos extremos, realiza-se bloqueio permanente com a aplicação de substâncias que podem inclusive causar prejuízos graves à estrutura dos nervos.

Os Tratamentos Não-medicamentosos

Os tratamentos não-medicamentos são muito utilizados e dispõem de várias modalidades. A exemplo do que ocorre no alívio da dor aguda, sempre deve ser orientado por um médico habilitado e aplicado por profissionais especializados com conhecimentos de dor crônica.

Conheça os principais recursos não-medicamentosos:

Fisioterapia

As técnicas são quase as mesmas indicadas contra a dor aguda.

Exercícios

Os portadores de dor crônica não podem praticar qualquer tipo de exercício. Os mais indicados são os de baixo impacto, como caminhadas e hidroginástica. O indivíduo deve iniciar com moderação e aumentar seu ritmo aos poucos. Pode começar andando 15 minutos e aumentar o tempo de atividade progressivamente, sem jamais ficar exausto. A natação não é recomendada para todas as alterações da coluna vertebral, já que pode agravar lesões do disco intervertebral ou dos ligamentos.

Alongamentos

São os exercícios em geral mais indicados na dor crônica. Devem ser praticados de forma tranqüila e cuidadosa, no mínimo três vezes por semana. Os movimentos do alongamento apresentam efeitos benéficos importantes com a prática regular.

Rolfing

É uma massagem que promove a reestruturação corporal e educação postural. A técnica corrige eventuais desvios e tensões que podem desencadear ou agravar a dor. O terapeuta realiza manipulação das fáscias (rede de tecido conjuntivo que envolve todos os elementos do corpo humano, incluindo músculos e ossos) com as mãos. O resultado dessa manipulação é a reorganização dessa rede de tecidos, o que melhora o ritmo respiratório, a postura e o movimento.

Aparelhos Elétricos

Ondas curtas e ultra-som

Neuroestimulação transcutânea (Tens)

Apoio Psicológico

Sem dúvida, o apoio psicológico é uma das frentes de combate mais efetivas para complementar o tratamento da dor crônica. Afinal, como já se viu, ter dor machuca a alma. É muito comum o indivíduo com dor crônica sentir-se deprimido e estressado, porém ansioso para acabar com seu sofrimento. O problema é que essas sensações e sentimentos também amplificam a dor e pioram o quadro clínico do paciente. A ansiedade, por exemplo, gera tensão muscular. Ou seja, a intensidade do desconforto também depende da maneira como você encara a situação.

Por isso, uma das primeiras medidas tomadas em um tratamento sério é encaminhar o paciente para uma avaliação psicológica. O objetivo é verificar como o doente se comporta em relação ao seu desconforto. Nessa tarefa, os psicólogos por vezes utilizam diários nos quais o indivíduo vai anotando suas percepções ao longo dos dias. Essa informação é importante para que os especialistas possam conhecer os meios de que o paciente dispõe para lidar com os seus sintomas e também para que este se dê conta das dimensões reais do seu problema, visto que muitos não têm uma percepção correta. Se achar que a sua dor no pescoço é devida a uma doença gravíssima e que o afastará de suas atividades, certamente esse pensamento estará fazendo com que sofra um desgaste maior do que o necessário.

Mudar essa maneira de lidar com a dor é fundamental para recuperar um estado de ânimo mais positivo, influenciando a qualidade de vida. Ou seja, dá para viver melhor, ainda que sentindo algum desconforto. Se a pessoa continuar alimentando a crença de que a sua dor é a pior do mundo e vai gerar desgraças, não conseguirá envolver-se o suficiente no tratamento nem depositar a devida confiança nos profissionais. É como se entregasse o jogo antes de a partida ter começado. Entre as várias técnicas de apoio psicológico, aquela que tem apresentado as melhores evidências científicas no tratamento da dor crônica é a terapia cognitivo-comportamental.

Terapia Cognitivo-comportamental

O método baseia-se na premissa de que a dor é mais influenciada por pensamentos (crenças, regras, emoções ou expectativas) do que pelas manifestações da doença. Dessa forma, a terapia tenta fazer com que o indivíduo mude sua resposta emocional à dor e, conseqüentemente, passe a conviver melhor com ela. Estimula-se o paciente a aprender comportamentos mais adaptativos de pensar, sentir e comportar-se, auxiliando-o a interagir mais efetivamente com o seu meio, visando estabelecer uma relação harmoniosa entre o ambiente físico e o social, de modo a satisfazer as suas necessidades. Nas sessões, o psicólogo trabalha com o paciente no sentido de redirecionar os seus pensamentos negativos. Ele ensina, por exemplo, a substituir a sua atenção diante da dor por outros estímulos. A intenção é conseguir com que a pessoa esqueça o sofrimento, mesmo que seja por um curto período. Outra estratégia é incentivar o doente a voltar a se dedicar às atividades que deixou de realizar. Por exemplo, se o paciente gostava de ir a restaurantes ou à casa de amigos e parou por causa da dor nas costas, os terapeutas irão apoiá-lo para retomar esse aspecto da vida social que lhe dava prazer, tirando sua atenção da dor. Também se incentiva o doente a sair do seu isolamento. É conhecido o fato de que a solidão é má companhia para a dor, pois pode dar a impressão ao paciente de que sua dor é mais intensa. Além disso, os profissionais trabalham para que o paciente aprenda a lidar com as recaídas, mostrando-lhe que, da mesma forma que a dor voltou, ela pode ir embora. Ainda auxiliam em questões práticas relacionadas ao seu cotidiano. Entre outras atuações, orientam o doente no sentido de abandonar completamente atividades que exijam um esforço associado à dor, como trabalhar em pé por longos períodos. Nesses casos, orientam para buscar soluções intermediárias, como intercalar os períodos em pé com intervalos para descansar sentado.

Terapias Complementares

Nos casos de dores crônicas, essas terapias se tornam ainda mais importantes. Entre elas, serão abordadas:

Acupuntura

É uma das que têm demonstrado melhor desempenho. O método é muito eficaz como auxiliar no tratamento da dor crônica, embora, até os dias atuais, não tenha sido obtida uma explicação científica ocidental para a sua eficiência. Estudos demonstraram que a acupuntura provoca a liberação de endorfina, anestésico natural do organismo.

Meditação

Cada vez mais popular, tem-se mostrado importante para o alívio da dor crônica, em especial da fibromialgia. Por meio de exercícios de respiração e de concentração, o método proporciona relaxamento e visa livrar a mente do paciente dos pensamentos negativos em relação ao seu problema. Também ajuda a "limpar" a mente, permitindo a elaboração de novas percepções — o chamado *insight* — sobre as melhores maneiras de lidar com a dor. Para ter bom efeito, deve ser realizada duas vezes por dia, durante pelo menos 20 minutos, de manhã e à noite.

Ioga

É uma filosofia indiana que combina meditação, técnicas de respiração e exercícios de alongamentos. É composta de uma série de posições corporais com graus diferentes de dificuldades. Educa o corpo e a mente. Tem bons resultados físicos e psicológicos quando há dedicação e paciência. Sua prática atenua o estresse, ajuda a controlar a ansiedade e combate a depressão. E os exercícios, como já mencionamos, melhoram o tônus muscular, a postura e a flexibilidade.

Espiritualidade

Muita gente que vive com dor crônica acredita no poder das preces para aliviar o seu sofrimento. De fato, diversos estudos mostram a relação entre os benefícios do envolvimento espiritual e o alívio dos seus problemas. Porém, a ciência ainda não desvendou completamente os mecanismos pelos quais a fé proporciona esses benefícios. Uma das hipóteses seria que indivíduos que cultivam algum tipo de espiritualidade conseguem, por meio das preces, um efeito similar ao da meditação, desligando-se temporariamente da sensação dolorosa. Outros acreditam que as pessoas religiosas têm uma atitude mais otimista diante da vida.

Massagem

A massagem clássica e o *shiatsu* promovem alívio temporário da dor. São as que mais relaxam os pacientes.

Relaxamento

Promove o equilíbrio emocional por meio de técnicas de relaxamento, como as que ensinam o paciente a respirar corretamente. O método abrange uma série de grupos musculares. Mais relaxado, o indivíduo só se beneficia; seus músculos ficam menos tensos e a atividade nervosa também diminui, o que, automaticamente, reduz a dor. Além disso, a melhora dos sintomas anima o paciente a se sentir no controle da situação, o que é mais um ponto positivo.

Outras Estratégias

Além dos recursos medicamentosos, não-medicamentosos e das terapias complementares, há outras formas de amenizar a dor, algumas até bastante antigas, como as descritas a seguir.

Repouso e Imobilização

Têm a finalidade de descansar a região mais dolorida. A pessoa pode simplesmente ficar deitada ou recorrer a suportes como colares, braceletes, tutores ou coletes por curto período. Eles diminuem a inflamação e a dor. O repouso total, no entanto, não é indicado porque há uma redução da função dos músculos, o que, ao longo do tempo, leva a uma perda progressiva de massa muscular, e como conseqüência o descondicionamento físico. Algumas semanas de imobilização resultam numa redução da massa muscular em cerca de 21%.

Calor e Frio

Os efeitos são os mesmos verificados na dor aguda.

E o que fazer quando a dor não passa?

Como você viu, o arsenal terapêutico contra a dor crônica é imenso. Mas alguns pacientes não conseguem o alívio de seu sofrimento com nenhuma das técnicas ou combinações dos vários métodos. Nesses casos, devem ser encaminhados para especialistas, que recorrem a bloqueios terapêuticos por meio de injeções de fármacos diretamente no sistema nervoso periférico e/ou nos troncos nervosos. Esses profissionais podem ainda fazer a administração de substâncias opióides no compartimento por onde circula o liquor (líquido que banha o sistema nervoso central) para interromper a transmissão das informações de dor. Ainda há possibilidade de realização de procedimentos neurocirúrgicos para as dores que não melhoram com remédios, fisioterapia, psicoterapia e aos bloqueios anestésicos.

Fibromialgia, a Dor Persistente

Alguns indivíduos sentem uma espécie de dor generalizada e persistente em todo o corpo, inclusive nas costas. As estimativas mais recentes mostram que em grupos de 100 pessoas, duas a cinco delas apresentam essa queixa e terão diagnóstico de fibromialgia, uma síndrome dolorosa que prefere as mulheres (cerca de 90% dos casos) com idade entre 30 e 60 anos, mas que também acomete homens e crianças. Contudo, a dor generalizada não é o único sintoma da enfermidade. Há outros que podem ocorrer ao mesmo tempo ou durante a convivência com a doença: enxaqueca, tensão pré-menstrual, bruxismo, alterações de humor (irritação, ansiedade), formigamentos em braços e pernas e, principalmente, um sono que não restaura as energias e um cansaço permanente.

A presença de alguns desses sintomas é um indício forte da enfermidade. Quem não sabe que tem a síndrome corre o sério risco de passar a vida tomando antiinflamatórios e analgésicos sem obter alívio. Em grande parte, isso pode acontecer porque há médicos que desconhecem as características da doença e não consideram essa hipótese na hora do diagnóstico. Ainda assim, é uma das doenças mais encontradas na atualidade. Nos Estados Unidos, por exemplo, cerca de um terço dos pacientes atendidos nos consultórios de reumatologia faz acompanhamento da fibromialgia.

No entanto, há também um grande número de diagnósticos equivocados. O motivo, muitas vezes, é a falta de uma avaliação mais aprofundada do paciente. Isso leva o médico a diagnosticar como sendo uma fibromialgia sinais e sintomas de outros males (como o hipotireoidismo, infecções virais, problemas musculares e neurológicos). A conseqüência dessa má interpretação é que, se os cuidados se fixarem na fibromialgia, obviamente não haverá melhora do paciente. A única forma de diminuir essas dores é fazer o tratamento específico.

Não é raro, portanto, que, antes de receberem um diagnóstico, os pacientes cumpram uma verdadeira *via crucis* por consultórios e ambulatórios médicos. Nessa maratona, são submetidos a dezenas de exames, muitos desnecessários. O diagnóstico não sendo efetuado, apenas alimenta o seu desapontamento e o descrédito de colegas e familiares quanto às suas reclamações. Além das dores, o indivíduo passa a ter grandes chances de ganhar o estigma de chato poliqueixoso em seu meio social.

O DIAGNÓSTICO DEPENDE DE UMA BOA CONVERSA

Não existe um exame de laboratório ou de imagem para diagnosticar a fibromialgia. A doença é identificada pelo médico com as informações obtidas durante uma longa conversa com o paciente, quando ele vai contar o que chamamos de história clínica. Nesse encontro, o profissional deverá conhecer as doenças que a pessoa já apresentou, seu histórico familiar (filhos cujos pais têm a doença correm maiores riscos de manifestá-la) e a sua situação psicológica (como foi a relação conjugal dos pais, a adolescência, o casamento, o ambiente de trabalho e o grau de satisfação com a profissão).

Após essa primeira avaliação, o médico fará um exame clínico geral e também a avaliação do aparelho locomotor, incluindo a palpação dos pontos de gatilho da dor. Depois disso, solicitará exames de laboratório e de imagem para auxiliá-lo na tarefa de fechar o diagnóstico ou afastar a possibilidade de haver outras doenças. Dependendo do caso, outro exame que pode ajudar é a polissonografia. Ele estuda entre outros, a qualidade do sono, os movimentos involuntários e o bruxismo.

Os pontos de gatilho (do inglês *tender points*) são considerados um dos grandes avanços no diagnóstico da fibromialgia e passaram a ser mais valorizados a partir da década de 1990, quando o Colégio Americano de Reumatologia reconheceu o conjunto de sintomas da fibromialgia como doença e publicou a lista dos nove pares de pontos situados no corpo, em locais específicos (18 no total) usada ainda hoje pelos especialistas. Até hoje, esses pontos constituem a única indicação segura para os médicos que examinam o corpo do paciente à procura de sinais.

A fibromialgia passa a ser uma possibilidade diagnóstica quando houver sensação de dor em, pelo menos, um segmento da coluna vertebral com duração de mais de três meses e resposta dolorosa em, pelo menos, 11 dos 18 pontos palpados. Os pontos de gatilho estão situados nas seguintes regiões:
• Parte superior da nuca (suboccipital).

- Coluna cervical baixa (no nível do ligamento transverso da quinta e sexta vértebras cervicais).
- Músculo trapézio (fica entre o pescoço e o ombro).
- Face lateral do ombro (músculo supra-espinhoso).
- Segunda costela (na junção da cartilagem entre a costela e o osso esterno).
- Cotovelo (no epicôndilo lateral).
- Nádegas (quadrante superior e externo do glúteo médio).
- Grande trocanter (região do osso fêmur).
- Joelho (na gordura da face interna).

A ORIGEM DAS DORES

Os sintomas da fibromialgia são causados por alterações nos mecanismos de percepção e controle da dor no sistema nervoso central. E existem fortes

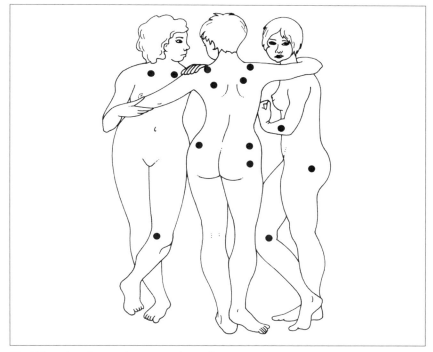

Fig. 7.1 — *Localização dos pontos de gatilho.*

evidências de que a doença está relacionada a alguns neurotransmissores (substâncias que fazem a comunicação entre os neurônios). Um deles é a serotonina (ligada ao bem-estar e às emoções); o outro é a substância P, encontrada no líquido que banha o sistema nervoso central.

A depressão e a ansiedade também interferem na intensidade da dor. Em geral, levam o paciente a ter sintomas mais fortes. Mas, apesar dos aspectos emocionais no aumento da dor, a fibromialgia não é classificada como um transtorno afetivo. Trata-se de uma doença reumatológica.

Como a Fibromialgia se Manifesta?

A dor, moderada ou intensa, é o principal sintoma. Inicia-se, em geral, em uma região (particularmente ombros e pescoço) e, com o tempo, torna-se generalizada. A maioria dos pacientes também pode conviver com algum dos seguintes sintomas:

- Distúrbios do sono: as pessoas dormem mal, o sono não é reparador e acordam cansadas.

- Dor de cabeça tensional ou enxaqueca.

- Bruxismo, devido a uma disfunção na articulação temporomandibular (ATM), que possa ocasionar dor de cabeça e na face (facial).

- Constipação, diarréia, dor abdominal ou dificuldade de digestão.

- Aumento da necessidade de urinar, sem que haja infecção urinária.

- Mãos pálidas, seguidas de vermelhidão, que pioram no frio. Pode haver ainda sensação de formigamento e inchaço em mãos e pés.

- Rigidez no corpo, particularmente ao se levantar ou após períodos de repouso prolongado. Costuma piorar na umidade.

- Vertigem (tonturas), dificuldade de concentração, boca e olhos secos, palpitações, reações a alguns alimentos e medicamentos.

- A depressão está presente de alguma forma em metade dos casos de fibromialgia. No momento do diagnóstico, em um a cada quatro pacientes.

- A fibromialgia pode coexistir com outras doenças, como a diabete, asma brônquica, úlcera duodenal, cólon irritável, entre dezenas de outras. Também é comum surgir com outras enfermidades reumáticas, como mostra um estudo da médica Evelin Goldenberg, da Universidade Federal de São Paulo (Unifesp). Sua pesquisa indica que a fibromialgia pode estar combinada com o lúpus eritematoso, síndrome de Sjögren (doença seca), osteoartrose e a artrite reumatóide.

- Alguns fatores podem precipitar ou agravar o quadro de sintomas, tais como infecções virais, traumas físicos e psíquicos e, ainda, o sedentarismo.

O TRATAMENTO DA FIBROMIALGIA

Ao iniciarmos o tratamento de pacientes com fibromialgia, é fundamental que o paciente tenha nítida percepção de que acreditamos na dor que ele nos relata. A maioria deles já passou por vários diagnósticos e faz referência a vários tratamentos.

O médico tem que ter em mente que o paciente freqüentemente responde aos sintomas apresentados com atitudes negativas como descrença e raiva, e com baixa tolerância, irritabilidade, bem como, muitas das vezes, frustração em relação ao seu tratamento.

A cura da fibromialgia ainda não foi descoberta. Apenas 20% dos pacientes ficam livres de todos os sintomas. No entanto, é possível conviver com a doença de uma maneira mais suportável. O tratamento é feito com remédios e terapias não-medicamentosas. Seu objetivo é diminuir a dor, corrigir o padrão do sono, reduzir os distúrbios de humor e melhorar a qualidade de vida. Na terapia medicamentosa, usam-se antiinflamatórios, analgésicos, relaxantes musculares e antidepressivos (os do tipo tricíclico agem no neurotransmissor serotonina). Dependendo do perfil do paciente, será prescrito medicamentos para controlar a ansiedade. Há situações em que se recorre à infiltração com anestésico nos pontos dolorosos. Os médicos e os pacientes estão cada vez mais convencidos de que a chave para mudar a vida do portador dessa enfermidade é ajudá-lo a ter uma visão mais realista do seu estado de saúde. Em geral, os pacientes têm uma percepção equivocada, quase sempre negativa, das suas condições, o que contribui para agravar os sintomas.

As opções são amplas. Envolvem especialmente atividades educativas para que o portador conheça sua doença e saiba como lidar com ela. É importante que ele se convença de que os momentos de maior desconforto são passageiros e que poderá ocorrer recaída, seguidas de outro período de bem-estar, à semelhança de outras doenças crônicas.

Essas técnicas ajudam o paciente a ter convicção de que ele próprio poderá fazer muito para melhorar seu quadro de sintomas. Um dos recursos mais eficientes para isso é a terapia cognitivo-comportamental, técnica psicológica utilizada para modificar o comportamento do paciente diante da doença. Além disso, há outros métodos úteis, como a fisioterapia (com ênfase em exercícios de alongamento), o condicionamento físico e as caminhadas na rua ou em esteira ergométrica.

A acupuntura comprovadamente é benéfica. As massagens e a hidroterapia também são utilizadas no seu tratamento.

Síndrome Miofascial

A dor costuma ser de moderada a forte intensidade e ter muitas vezes o seu diagnóstico confundido com o de outras doenças. Mas ela prejudica significativamente a qualidade de vida uma vez que pode interferir no relacionamento com a família, sociedade e também causar impacto negativo no seu desempenho profissional, fato que poderá trazer conseqüências imprevisíveis. Está-se falando aqui do sofrimento imposto pela síndrome miofascial (SMF), um conjunto de sintomas caracterizado por dor localizada, aumento da sensibilidade dos músculos e redução da amplitude dos movimentos. Embora possa afetar qualquer grupo muscular de seu organismo, é mais freqüente em cabeça, pescoço, ombros, braços, pernas, regiões da coluna cervical e lombar e glúteos.

Não há estatísticas precisas sobre a incidência do problema – até porque ele ainda não é totalmente conhecido pelos profissionais de saúde. Mas se sabe que a SMF provavelmente é a síndrome dolorosa mais freqüente na prática clínica. Estudos epidemiológicos realizados em diferentes partes do mundo a colocam como a causa mais comum de dor músculo-esquelética crônica localizada. Em clínicas especializadas no tratamento da dor crônica, ela está presente em 85% dos casos. Nos pacientes com dor de cabeça associadas à dor no pescoço, em 55,4%. Mas, afinal, do que se trata essa enfermidade de nome tão complicado? Na verdade, ela nada tem a ver com a face, como à primeira vista pode sugerir. O termo miofascial provém das palavras *mio,* que significa músculo, e *fáscia,* uma estrutura composta por um tecido que se espalha e envolve todo o organismo, de maneira tridimensional da cabeça aos pés, denominado conjuntivo. É uma incrível malha de extensão fantástica que cobre ossos, músculos, nervos, vasos sanguíneos, até mesmo o nível das células.

O DESAFIO DO DIAGNÓSTICO

Até por envolver essa complexa rede, o diagnóstico da SMF costuma ser **um desafio para os médicos.** As doenças que acometem estas estruturas, como inflamação, erros de postura ou traumas, podem-se confundir com outras enfermidades dolorosas. **E, para complicar, n**ão existem testes laboratoriais ou exames de imagem específicos para a sua identificação. Hoje, o diagnóstico é essencialmente clínico. Isso quer dizer que ele requer, como em qualquer situação na medicina, em primeiro lugar, uma boa conversa com o paciente para que o especialista possa levantar detalhadamente informações como seu histórico de saúde, antecedentes pessoais, familiares e também psicológicos. Esse cuidado é importante porque a doença pode muitas vezes estar associada a manifestações como ansiedade e depressão. Além disso, é preciso submeter o indivíduo a um exame físico que inclui a palpação das articulações têmporo-mandibulares e a inspeção da arcada dentária (os dentes poderão apresentar redução de sua altura e aspecto de lixados). Mas é fundamental que seja feito o levantamento da presença dos chamados *trigger points* ou pontos de gatilho (PG) nos músculos.

Esses locais são regiões sensíveis localizadas nos músculos. Quando pressionados a partir da aplicação de uma força normal, os pacientes podem sentir dor no próprio ponto ou em outras áreas de seu corpo e relatar ainda outros sintomas, como formigamento nas mãos, queimação e ardência. É a denominada dor referida. Se um ponto-gatilho foi pressionado nos músculos do pescoço, por exemplo, você poderia sentir dor atrás de seus olhos. O reumatologista deve conhecer esta situação. Caso contrário, pode haver confusão com outros diagnósticos e o indivíduo ser mal orientado. Como ilustração, podemos citar um paciente que tem dor no pescoço irradiada para membro superior ser interpretado como portador de uma hérnia de disco cervical, que eventualmente poderá estar presente em um exame de diagnóstico por imagem, como a ressonância magnética, porém a hérnia não é a responsável pela dor. Isso pode levar à indicação de um tratamento equivocado que pode levar inclusive à cirurgia. Um exame clínico minucioso certamente tem uma grande probabilidade de gerar um diagnóstico correto de síndrome miofascial.

Vários **fatores podem ativar os *trigger points*. Entre eles, estão** trauma súbito no aparelho locomotor (músculos, ligamentos e tendões, entre outros), lesão do disco vertebral, fadiga generalizada, exercícios em excesso acima do seu limite, movimentos repetitivos, estresse muscular, doenças em outros órgãos (infarto do miocárdio, apendicite ou gastrite, por exemplo), sedentarismo, deficiências nutricionais, alterações hormonais e particularmente o estresse psicológico. Porém, caso não ocorra o reconhecimento e o tratamento adequados, algumas situações podem perpetuar a dor. **As mais comuns incluem** fatores mecânicos (esforços repetitivos ou acidentes), problemas anatômicos como membros inferiores de tamanhos diferentes, alças de *soutien* muito apertadas e/ou que suportam mamas volumosas, exercícios musculares excessivos, distúrbios do sono ou serem portadores de hipotiroidismo e condições como a desnutrição e o climatério.

O MANEJO DA DOR

Uma vez surgidos os sintomas, é importante interromper esse ciclo vicioso que promove dor, sofrimento e incapacidade funcional. Caso contrário, pode ocorrer o agravamento dos quadros de ansiedade e depressão, podendo inclusive levar o paciente ao isolamento social e à baixa estima. O reumatologista tem um papel muito importante no manejo desta enfermidade, em razão de sua formação e experiência clínica no tratamento das dores músculo-esqueléticas crônicas. Quando tratada corretamente, a síndrome pode cessar, embora muitos pacientes relatem dor por longos períodos.

O tratamento da SMF é realizado por uma equipe multiprofissional liderada por um especialista. Ele inclui medicamentos e outros métodos não-farmacológicos. Para melhor resultado, o paciente necessariamente deverá ser conscientizado e participar do raciocínio clínico e planejamento terapêutico. A sua adesão e a de sua família é essencial. A identificação das causas, fatores desencadeantes e perpetuadores, tem de ser obrigatoriamente individualizada pois cada pessoa é única. No lar e no ambiente de trabalho os fatores ergonômicos e posturais devem ser analisados, incluindo os hábitos de atividades de vida diária, no trabalho, modo de dormir, atividades de lazer e esporte, entre outros.

O tratamento passa necessariamente por uma mudança no seu estilo de vida. É preciso que o paciente aumente a atividade física, de forma gradual, sempre acompanhada por um profissional de saúde, pare de fumar e modere o consumo de bebidas alcoólicas e à base de cafeína, já que tabagismo, álcool e cafeína podem piorar os sintomas. Métodos de relaxamento para reduzir o estresse emocional podem ser eficientes. Entre os mais recomendados estão a ioga e a meditação. Além disso, o paciente precisa aprender e aplicar os princípios de postura a serem utilizados no seu cotidiano, como a posição correta para escovar os dentes, calçar os sapatos e sentar-se no trabalho ou no banco do carro, por exemplo. Caso contrário, estas situações podem agravar o estresse e a tensão nos músculos afetados.

Em relação aos procedimentos, são indicadas infiltrações de analgésicos nos pontos de gatilho e aplicação de uma pequena corrente de eletricidade (TENS) no local para aliviar a tensão muscular e a dor. Os remédios, por sua vez, são ministrados para atenuar a dor, melhorando a qualidade de vida. Os recomendados são os antiinflamatórios, relaxantes musculares, analgésicos e antidepressivos. Porém, nos casos em que ocorre comprometimento da articulação têmporo-mandibular é necessário oferecer atenção odontológica por um especialista. Em outras situações, um amparo psicológico faz-se necessário. Uma boa opção é a terapia cognitivo-comportamental. O método tem por objetivo ensinar o doente a lidar de outra maneira com a enfermidade.

A RELAÇÃO DA SÍNDROME COM A ARTICULAÇÃO TÊMPORO-MANDIBULAR (DTM)

A disfunção têmporo-mandibular ou orofascial corresponde a um conjunto de anormalidades na articulação responsável por dores crônicas que se manifestam por dor localizada ao redor da orelha ou nas suas proximidades. Ela também pode irradiar-se para o pescoço, mandíbula e dentes e apresentar intensidade leve ou moderada que podem piorar durante a mastigação. Esta dor é de origem muscular, articular ou mista. Ela inclui vários subgrupos de dores músculo-esqueléticas relacionadas à atividade da mandíbula. Na maioria das vezes, a disfunção é gerada pelo mau funcionamento das estruturas internas desta articulação causado por uma sobrecarga que pode promover pequenos ou grandes traumas, com comprometimento da musculatura das regiões circunvizinhas. O diagnóstico em DTM deve englobar os aspectos físicos, emocionais, comportamentais e sociais dos pacientes, a exemplo do que ocorre na fibromialgia e outras dores crônicas.

A DTM também pode ser resultado de outras situações, como má oclusão dentária, obturações ou próteses dentárias malfeitas, deslocamento do disco presente na articulação e doenças reumáticas crônicas, como artrite reumatóide, artrite psoriásica e artrose. Mas o comprometimento dos músculos mastigatórios quase sempre está presente e os movimentos repetitivos do ato mastigatório podem agravar o problema. A maioria dos pacientes com DTM tem o que se conhece como bruxismo (ranger os dentes), em geral noturno, ou retesamento da mandíbula. Na maior parte dos casos, esta manifestação é acompanhada de dor de cabeça e no pescoço.

Fadiga Crônica, a Doença do Cansaço Infinito

Capítulo 9

No início da década de 1960, um grupo de enfermeiras de um hospital da Inglaterra começou a manifestar um cansaço imenso e inexplicável. Elas não tinham forças para cumprir qualquer tarefa, inclusive subir escadas. Essa situação deu origem ao primeiro relato na literatura científica a respeito da fadiga crônica, uma síndrome conhecida pela sigla SFC que atinge adultos com idade entre 20 e 55 anos e que vitima mais mulheres do que homens. É necessário diferenciar a queixa de fadiga como sintoma (presente em 21% a 38% de pessoas de origem ocidental), da fadiga crônica, que acomete em torno de 0,5% da população geral, segundo estimativas da Associação Americana da Síndrome da Fadiga Crônica.

Um dos sintomas principais de SFC é exatamente um cansaço sem fim. Os portadores da enfermidade apresentam uma redução progressiva da resistência para as atividades físicas e mentais. O indivíduo passa a manifestar lentidão tanto para o trabalho como para os momentos de recreação. Fazer um relatório, almoçar com amigos ou simplesmente dar uma caminhada são atividades que se transformam em um suplício. Com o tempo, ocorre uma espécie de prostração que interfere em todos os aspectos da vida. E como a doença é ainda pouco conhecida, a vítima ganha o estigma de preguiçoso, negligente ou marcha-lenta.

Boa parte das pessoas que sofrem de SFC não sabe que possui a doença. O maior problema é o diagnóstico que depende de um conhecimento específico, que a maioria dos médicos ainda não possui. Por isso é comum o paciente peregrinar por consultórios médicos de várias especialidades (clínicos-gerais, endocrinologistas, ginecologistas, neurologistas entre outros) e realizar muitos exames antes que o seu mal seja devidamente identificado.

Um dos fatores que contribui para a confusão é que diversas doenças causam sintomas parecidos com os da SFC. Entre elas estão hepatite, certos tipos de tumores malignos, AIDS, enfermidades da tireóide, diabete, lúpus eritematoso, esclerose múltipla, hipertensão arterial, fibromialgia, alcoolismo e alguns males psiquiátricos, como depressão e anorexia nervosa (distúrbio alimentar caracterizado pela recusa em comer). É por isso que um diagnóstico diferencial preciso é importante.

Bem, mas este é um livro sobre coluna. E, a esta altura, o leitor deve estar querendo saber qual é a relação da fadiga crônica com as dores nas costas. O problema é que muitos especialistas a confundem com a fibromialgia. Os sintomas são bastante parecidos e, às vezes, sua má interpretação atrasa a determinação do tratamento correto.

Um dos pontos comuns entre a fadiga crônica e a fibromialgia é que as duas podem amplificar a dor. Além disso, ambas também provocam fadiga, irritação, distúrbios do sono, dor de cabeça, alteração da memória e dificuldade de concentração, vertigem, distúrbios intestinais (flatulência, diarréia e/ou constipação), ansiedade e depressão.

No entanto, há diversos critérios que permitem ajudar a fazer a diferenciação entre as doenças. A dor em geral predomina nos portadores de fibromialgia, enquanto a fadiga é o sinal mais evidente das pessoas que sofrem com a SFC. Na fibromialgia, a dor é crônica, difusa (atinge a coluna e articulações periféricas) e geralmente está associada a uma rigidez muscular. Durante o exame clínico, os pacientes apresentam muita sensibilidade ao toque em áreas específicas, os chamados pontos de gatilho (descritos no Capítulo 7). Esse conjunto sugere o seu diagnóstico.

Nas pessoas com síndrome da fadiga crônica, o principal sintoma é o cansaço profundo por tempo superior a seis meses, em companhia de outras manifestações, como dores de garganta, febre diária em torno dos 37 graus, aumento ou dor dos gânglios linfáticos, dores articulares ou musculares e outros sinais de doenças que possam acometer o organismo todo ao mesmo tempo. Esses são os critérios para o diagnóstico da doença estabelecidos pelo Centro de Controle de Doenças (CDC) dos Estados Unidos, em 1988, e revisados em 1994. Por enquanto, as origens da SFC não foram suficientemente explicadas. Uma das possibilidades é de que ela seja conseqüência de alterações químicas no sistema nervoso central ou de viroses. Independentemente das causas, a medicina admite a importante participação de componentes psicológicos.

As perspectivas de viver melhor com a SFC melhoram a cada dia. O tratamento utiliza medidas farmacológicas, com prescrição de analgésicos, antiinflamatórios e na maioria dos casos antidepressivos. Além disso, o uso de técnicas para promover o relaxamento (exercícios aeróbicos de baixo impacto, hidroginástica, acupuntura ou ioga) ajuda a diminuir o cansaço e a melhorar o bem-estar. Alguns pacientes precisam fazer terapia cognitivo-comportamental. Quando o tratamento é feito corretamente, cerca de um terço dos pacientes volta a ter uma qualidade de vida razoável.

Tabela 9.1
Os Sintomas da Fadiga Crônica

No corpo	Na mente
• Fadiga por mais de seis meses • Depressão • Dores de garganta freqüentes • Dores musculares e articulares • Febre baixa diária • Gânglios inchados • Perda de peso discreta • Surgimento de pequenos caroços no pescoço e/ou nas axilas • Eventualmente, diarréia	• Falta de vontade de realizar tarefas do seu cotidiano • Insônia ou excesso de sono • Problemas com a memória recente • Dificuldade de concentração • Confusão mental

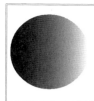

Educação, Arma Contra a Dor

Capítulo 10

Nos últimos anos, um novo recurso contra a dor vem ganhando importância cada vez maior. Trata-se da educação do paciente com o objetivo de conscientizá-lo sobre todos os aspectos de sua doença. Médicos e outros profissionais de saúde já perceberam que quanto maior a quantidade de informações oferecidas ao doente, melhor é a sua aderência ao tratamento e, conseqüentemente, sua recuperação. É simples de entender. Se você sabe o que está acontecendo, é informado do que poderá ocorrer, da chance de sucesso do seu tratamento e de seus possíveis efeitos colaterais, você entra na batalha ciente do que irá enfrentar. E, como se sabe, o primeiro passo para a vitória é conhecer o inimigo, o que de cara já reduz o medo e a insegurança. Isso, obviamente, vai gerar maior confiança no seu médico e em si mesmo.

É por isso que os profissionais que atuam na área da saúde e também os próprios pacientes estão investindo em canais de informação e educação. A criação da Internet foi muito benéfica e tornou-se uma ferramenta muito utilizada. Hoje, há vários *sites* (www.portaldacoluna.com.br) com conteúdo de boa qualidade oferecendo orientações sobre o que fazer para amenizar dores variadas, inclusive as das costas. Outras formas de informação e divulgação são as campanhas públicas de esclarecimento a respeito das doenças, programas de educação que usam o telefone, reuniões promovidas por associações de portadores do problema e folhetos educativos. Vários especialistas têm escrito livros de caráter científico, dirigidos aos profissionais da saúde, e outros investem em obras para o público leigo, com linguagem mais acessível. Os objetivos principais desses esforços são contribuir para o alívio da dor e o equilíbrio emocional, permitindo uma melhor qualidade de vida e reintegração social do doente.

Iniciativas bem-sucedidas de educação mostram que os benefícios são alcançados, com vantagens adicionais. Bem informado, o doente passa a ter mais fidelidade ao tratamento, mesmo que ele não consiga sentir os resultados em curto prazo. Afinal, ele sabe que mais cedo ou mais tarde, obterá vitórias. A educação também ajuda a prevenir enfermidades que possam causar problemas futuros. É preciso que os médicos entendam, porém, que têm papel primordial na educação de seu paciente. Devem estar atentos às necessidades de cada doente que o procura no consultório e ter consciência de que, ao reservar um período da consulta para o esclarecimento de suas dúvidas, estará colaborando para que o doente aumente as suas chances de melhora. Essa postura engrandece o papel do médico, reforça a relação médico-paciente e o respeito mútuo.

Quando as Cirurgias São Necessárias

Capítulo 11

Ao contrário do que a maioria das pessoas acredita, a cirurgia raramente é uma das primeiras opções de tratamento para a dor lombar. Aliás, trata-se de um procedimento cada vez menos indicado. Só para se ter uma idéia, quando há compressão da raiz nervosa (ciática) devido à hérnia, a indicação cirúrgica não passa de 1% dos casos, sendo todos os outros resolvidos com medidas clínicas. A maior parte das operações é eletiva, ou seja, programada. A única situação que exige uma operação de emergência é para o tratamento da síndrome da compressão de cauda eqüina (episódio agudo em que existe anestesia da região do períneo e descontrole dos esfíncteres da bexiga e do ânus). Conheça as principais indicações de cirurgias eletivas:

- Falha do tratamento clínico adequadamente conduzido por um período mínimo de oito a 12 semanas.

- Repetidas crises de lombociatalgia tratadas adequadamente, mas que não respondem ao tratamento e acabam promovendo incapacidade para o trabalho. Nesse caso, os fatores psicossociais envolvidos devem ser levados em consideração.

- Dor persistente, irradiada para os membros inferiores, que não melhora mesmo com grandes quantidades de analgésicos narcóticos e antiinflamatórios.

Qualquer que seja o motivo da indicação, é imprescindível informar e conscientizar o paciente de todos os aspectos inerentes à cirurgia, incluindo possíveis complicações que possam ocorrer. Entre elas, uma infecção no local da ferida cirúrgica, fibrose em volta do nervo, paralisia aguda do nervo e a volta (recidiva) de hérnias discais no mesmo nível em que ocorreu a operação ou em outros discos. Porém, somente corrigir o problema de forma cirúrgica pode ser insuficiente caso o paciente não siga os programas de reabilitação multidisciplinar no pós-operatório e não mude o seu estilo de vida. Se ele mantiver o sedentarismo e a dependência ao cigarro, por exemplo, todo o trabalho vai por água abaixo.

Se forem adotados todos os procedimentos corretos, as chances de sucesso do tratamento cirúrgico são grandes. Na hérnia de disco, há 90% de bons resultados; na estenose de canal vertebral esse índice gira em torno de 85%, dependendo da extensão da cirurgia. Nos casos de espondilolistese, 84% dos casos são bem-sucedidos. Mas, para que esses índices sejam alcançados, é necessário frisar que é fundamental selecionar, criteriosa e rigorosamente, os pacientes. Além disso, o especialista precisa lançar mão de técnicas modernas de microcirurgia, muito menos agressivas do que as operações feitas antigamente. Existem outras técnicas atualmente muito propagadas pela mídia com evidências científicas ausentes ou contraditórias. A cirurgia a *laser* é uma delas. Outro desses métodos é a retirada do disco por meio de uma punção na pele (discectomia percutânea). Esse método é pior do que os outros.

Quando se trata de dor cervical com irradiação para os membros superiores (braquialgias), a indicação cirúrgica é muito menos freqüente que para a coluna lombar. Apenas um em cada mil pacientes nessa situação necessita ser submetido a uma operação. Em geral, as indicações ocorrem nos casos em que houve falha de tratamento clínico bem conduzido por, no mínimo, dois meses, persistência ou progressão dos sinais neurológicos e cervicobraquialgia intratável, apesar da utilização de todos os recursos.

A indicação cirúrgica para problemas na coluna dorsal é excepcional, restrita a casos específicos. Portanto, com exceção dos casos emergenciais, se o médico de cara lhe sugerir uma operação sem que você tenha realizado um tratamento clínico adequado, questione... e talvez valha a pena ouvir outra opinião. Boa parte dos insucessos cirúrgicos, com impactos nefastos sobre o indivíduo, família e sociedade, deve-se, além dos limites previsíveis, à falha de seleção dos pacientes em que a operação foi realizada.

Automedicação e Abuso na Utilização de Antiinflamatórios

A automedicação é muito freqüente no cotidiano da população. Isso ocorre quando uma pessoa é medicada por outras não-habilitadas (amigos, familiares ou balconistas de farmácia) ou quando ela tem alguns sintomas, acredita que identificou a doença e decide por conta própria e sem consultar o médico tomar a medicação que julga ser a mais indicada para o seu caso. Quando o assunto é automedicação, uma das atitudes mais comuns para aliviar a dor nas costas é o paciente recorrer a um antiinflamatório. Por trás desse ato aparentemente inocente, no entanto, existe um risco potencial para a saúde do indivíduo.

Paracelsus, que viveu entre 1493 e 1451 d.C., colocou com muita sabedoria que "a dose correta é o que diferencia um veneno de um remédio". Assim, em diversas situações, uma dose de medicamento acima da indicada, administrada por via inadequada (oral, muscular etc.) ou utilizada para fins impróprios, poderá trazer sérios danos para a saúde.

De acordo com a Organização Mundial da Saúde (OMS), a automedicação coloca o paciente em várias situações de risco, entre elas retardo do reconhecimento da doença, com a possibilidade de agravamento do quadro; diagnóstico incorreto; escolha de uma terapia inadequada; utilização do remédio por período curto ou prolongado, desconhecendo as possíveis interações medicamentosas e riscos farmacológicos especiais, como se tornar dependente da droga.

Mas é preciso ter cuidado. Sempre procure um médico para que ele indique o remédio adequado para o seu caso. Afinal, cada indivíduo tem particularidades. Antes de prescrever um antiinflamatório, o profissional precisa conhecer as doenças atuais ou já apresentadas pelo paciente e os remédios que ele vem utilizando ou já usou. Isso porque, dependendo da droga a ser indicada, pode haver interações medicamentosas ou agravamento de situações existentes, resultando em efeitos colaterais graves. Portanto, só o médico tem conhecimento suficiente para identificar, neutralizar ou minimizar as reações indesejáveis.

Não use remédios por conta própria, por sugestão de amigos ou vizinhos, pessoas que acham que tiveram uma doença igual à sua ou indicados por qualquer profissional da área de saúde que não seja médico. Como todo remédio, os antiinflamatórios oferecem riscos. São vários os efeitos colaterais desses medicamentos, que podem danificar diversas estruturas isoladamente ou ao mesmo tempo.

EFEITOS GASTRINTESTINAIS

Existem efeitos colaterais que são silenciosos e identificados mais tardiamente. Outros são rapidamente percebidos pelos pacientes, como os gastrintestinais. O paciente pode ter dor de estômago, azia, náuseas, vômitos (causados por irritação da mucosa gástrica ou esofágica). Sangramentos podem ocorrer sob a forma de vomitar sangue (hematêmese) ou evacuar com aspecto de borra de café (melena). Esses problemas são resultados de uma úlcera do estômago ou do duodeno, que pode, inclusive, perfurar, obrigando a realização de uma cirurgia de emergência. Diarréia, constipação e hemorragia intestinal também podem acontecer. É importante frisar que os sangramentos gástricos e duodenais encontram-se entre as principais causas de mortalidade na população em geral.

Fígado

No fígado, a hepatotoxicidade é o principal efeito, causando desconforto abdominal, náuseas e inclusive icterícia, caracterizada por pele amarelada. Nos casos extremos, pode haver falência hepática fulminante.

Rins

A função renal também pode ser prejudicada. Os rins são responsáveis por uma série de tarefas. A mais importante é realizar a filtragem de elementos que circulam pelo organismo, como a uréia, posteriormente eliminados pela urina. Ainda impedem que proteínas importantes, como a albumina, sejam eliminadas e realizam o equilíbrio de sais, como o sódio e potássio. Os antiinflamatórios podem prejudicar as estruturas renais, levando à denominada nefrite. E quando esse trabalho é prejudicado, substâncias tóxicas (uréia ou potássio, por exemplo) podem-se acumular perigosamente ou haver perda importante de proteínas e descontrole dos sais, levando a um aumento da pressão arterial ou inchaço das pernas, rosto ou da barriga. Essa situação é conhecida como insuficiência renal aguda ou crônica, que, muitas vezes, pode exigir a diálise (filtragem de compostos prejudiciais por várias técnicas). Em casos mais graves, há necessidade de transplante renal.

Sistema Nervoso

O sistema nervoso central também pode ser atingido. Entre os efeitos descritos estão dor de cabeça, confusão mental, alucinações, depressão e tremores. Ainda há o risco de desenvolvimento de meningite medicamentosa, vertigem, zumbidos e distúrbios de visão. Inflamações dos nervos periféricos também são observadas.

Sistema Hematológico

Você deve ter muito cuidado com esse sistema, do qual a medula óssea é a principal estrutura. Entre as suas funções, está a de fabricar todas as células do sangue. Os antiinflamatórios podem promover depressão (inibição de produção) seletiva até falência da medula. Por isso, o uso indiscriminado de antiinflamatórios pode levar à anemia, baixa dos glóbulos brancos, particularmente os neutrófilos, comprometendo a sua imunidade e favorecendo infecções. Ainda há o risco de ocorrer redução do número de plaquetas (células do sangue que contêm fatores coagulantes) ou prejuízo de sua função, fenômeno que predispõe o indivíduo inclusive a hemorragias de conseqüências imprevisíveis.

Fenômenos Alérgicos

Conhecidos como hipersensibilidade, podem-se manifestar por crises de asma, urticária, erupções cutâneas, com ou sem coceira, fotossensibilidade e síndrome de Stevens-Johnson (situação extremamente grave que deixa a pele com aspecto de queimadura séria podendo levar à morte).

Sistema Cardíaco

Pode desencadear ou agravar a falência total ou parcial do coração. A falta de ar (dispnéia) em repouso, aos esforços, inchaço das pernas e palpitações são as principais manifestações clínicas.

FATORES DE RISCO

Ao utilizar os antiinflamatórios, o médico precisa levar em consideração uma série de fatores para evitar ou reduzir o risco de seu uso em curto ou em longo prazo. A chance de ocorrer um problema é variável, de acordo com as doenças anteriores e atuais do paciente. Entre os indivíduos que devem evitar o uso do remédio ou usá-lo com cautela estão as pessoas com mais de 60 anos, aqueles que já tiveram problemas com antiinflamatórios, sangramentos, portadores de úlcera gástrica ou duodenal ou em uso simultâneo de drogas à base de corticóide. Também devem passar longe desses medicamentos doentes com graves problemas cardíacos, cirrose hepática, extremamente desidratados ou vítimas de doenças renais de várias causas, como, em especial, diabete ou hipertensão arterial.

NOVOS ANTIINFLAMATÓRIOS

Nos últimos anos, a ciência tem buscado desenvolver novos antiinflamatórios menos nocivos, ou seja, que apresentem em sua utilização menor incidência de efeitos colaterais, particularmente os gastroduodenais, renais e no sistema de coagulação.

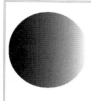
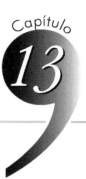

Os Fatores de Risco

A dor nas costas é uma epidemia mundial. Felizmente, porém, hoje já são mais bem conhecidos os fatores de risco que predispõem você a ter dor. Esse conhecimento constitui um grande e importante passo, pois permite a instituição de medidas para facilitar a prevenção. Alguns desses fatores estão ligados ao estilo de vida da sociedade atual, dita moderna. Por isso, se você quiser ter menor risco de sofrer de dor nas costas, certamente terá de fazer mudanças no seu modo de viver, o que muitas vezes implicará uma mudança cultural. A empreitada exigirá disciplina e determinação para ser bem-sucedida, porque cabe somente a você obedecer às recomendações médicas para afastar as ameaças. Só para se ter uma idéia, um indivíduo que foi tratado mas não modificou seus hábitos tem 80% de chance de voltar a manifestar dor no primeiro ano depois do tratamento. Além disso, existem outros fatores que não estão sob o seu controle. Conheça os principais fatores de risco para a saúde da coluna.

FATORES QUE INDEPENDEM DO SEU CONTROLE

Idade

Muita gente pensa que o envelhecimento, com o conseqüente desgaste de algumas estruturas da coluna, é sinônimo de dor nas costas. Essa afirmativa merece algumas considerações. À medida que os anos passam, de fato aumenta o risco de termos dor nas costas provocada por diferentes causas. Entretanto, o problema não apresenta uma correlação evidente com o desgaste natural dos componentes da espinha. É possível envelhecer e manter a coluna saudável se tomarmos os devidos cuidados ao longo da vida (veja Capítulo 13, sobre prevenção). Cerca de 20% da população nunca sofreu de dor nas costas.

Sexo

Não há grandes diferenças de incidência de dor entre homens e mulheres. Porém, as causas podem ser distintas.

Genética

Não existe uma comprovação científica se realmente a genética pode ou não ser determinante no surgimento das dores nas costas, mas os especialistas observam tendência a uma maior freqüência de problemas como lombalgia, hérnia de disco e dor ciática em uma mesma família.

Reincidência

Se você já teve dor nas costas, terá maior chance de voltar a sofrer o problema. E, também, quando se e porém não obedeceu às regras de prevenção, particularmente as que dizem respeito ao estilo de vida, tem 80% de chance de voltar a sentir o desconforto no primeiro ano após o tratamento.

FATORES QUE VOCÊ PODE CONTROLAR

Postura

A coluna é uma máquina perfeita. Mas, para funcionar direito, precisa ser manejada de forma correta, seguindo algumas regras básicas. Entre as principais, manter a postura é um fator importante. Afinal, 25% do risco de dor estão associados a problemas de postura. Por isso, você deve prestar atenção não só à maneira como se senta ou levanta, mas também à forma como executa outros movimentos comuns no cotidiano, como se abaixar para amarrar o sapato, levantar um objeto do solo, carregar peso e amamentar o seu bebê. É preciso ficar claro que a coluna não é uma alavanca e, por isso mesmo, movimentos de flexão anterior do tronco, os mais prejudiciais, devem ser realizados com cuidado e por períodos curtos (maiores detalhes no Capítulo 14, sobre prevenção).

Obesidade

Apesar de uma maior oferta de alimentos *lights* e *diets*, a população mundial, incluindo a brasileira, continua engordando. É estimado que 40% de seus habitantes são obesos. O excesso de peso, principalmente quando concentrado na barriga, aumenta a sobrecarga na coluna. Cada vez que você ganha peso, eleva sua chance de ter dor nas costas. Se estiver com sobrepeso de 10 quilos ou mais, o risco sobe para 25%.

Sedentarismo

A falta de atividade física prejudica os seus músculos. Eles ficam flácidos, prejudicando sua força, o que pode causar uma instabilidade na coluna e encurtamento de suas estruturas. Por isso, é importante fazer exercícios, em especial os de alongamento e os que favoreçam o condicionamento físico. As pessoas que não fazem exercícios têm 15% de chance de apresentar dor nas costas.

Tabagismo

Os fumantes têm dores nas costas com maior freqüência devido à inalação de substâncias tóxicas que prejudicam a circulação sangüínea do disco intervertebral. Além disso, os compostos danificam os ossos, aumentando a chance de aparecimento da osteoporose.

Personalidade

Pessoas muito tensas ou depressivas são naturalmente mais vulneráveis à dor. Nessa mesma categoria se enquadram aqueles que enfrentam problemas psicossociais, bastante importantes no aparecimento das dores nas costas. Entre outras, são pessoas que passam por dificuldades econômicas, familiares, estão insatisfeitas no trabalho ou com sua profissão, dependentes de drogas lícitas, como o álcool, ou ilícitas.

Trabalho

As principais situações de risco decorrem do desconhecimento de regras elementares de postura e de sua prevenção. As dores são mais comuns em pessoas que fazem trabalhos braçais e que carregam peso (ver o Capítulo 3, As Dores do Trabalho — DORT)

Ambientes Inseguros

Muitas dores surgem por causa de acidentes como escorregões e quedas, que levam a distensões, espasmos musculares, hérnias de disco e fraturas vertebrais. Em geral, isso ocorre em ambientes inseguros, especialmente para os idosos.

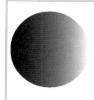

As Melhores Maneiras de se Prevenir

Como você já viu, na maioria das vezes, a dor nas costas é resultado de várias condições. O estilo de vida pode contribuir para o desencadeamento ou prevenção de várias delas. Por isso, a primeira coisa que você deve fazer para prevenir a dor e sua complicação é riscar de sua rotina hábitos que só prejudicam a coluna. Se você fuma, tente parar. Se estiver obeso, programe-se para emagrecer, e se há anos seu corpo não sabe o que é malhar, matricule-se em uma academia, contrate um *personal trainer* ou encontre outra maneira de praticar uma atividade física. Ao adotar essas medidas, tenha certeza de que você já estará diminuindo bastante o risco de vir a sofrer algum distúrbio na espinha. Mas também há outras atitudes que podem ser incluídas no seu dia-a-dia e que ajudam a proteger suas costas de eventuais danos. Saiba quais são elas.

A Importância de Uma Boa Postura

Manter a postura ereta é o tipo de coisa da qual só nos lembramos quando lemos algum aviso a respeito. Mas se esforce para adotar essa posição sempre. Afinal, hoje já se sabe que os cuidados com a postura reduzem significativamente a chance de ocorrência de dor nas costas. Por isso, preste atenção:

- Quando estiver de pé, mantenha as costas retas e posicione um pé em frente do outro, e não em paralelo, com os joelhos levemente fletidos, aliviando o peso em sua coluna lombar.
- Não dobre a coluna para frente sentado ou em pé. Essa posição aumenta a pressão sobre o disco vertebral.
- Evite permanecer na mesma posição por mais de 30 minutos.
- Não se levante bruscamente.
- Evite rotação ou torção da coluna sempre que possível.

Como Levantar Peso sem Ameaçar a Espinha

Pegar ou carregar um objeto pesado faz parte da rotina de qualquer pessoa. Algumas, no entanto, acabam fazendo isso muito mais vezes do que outras. É o caso, por exemplo, das donas-de-casa, faxineiras ou pedreiros. Um ato simples, como se abaixar para pegar um objeto no chão, pode transformar-se em uma séria ameaça à coluna. Saiba como reduzir esse risco:

- Procure deixar os objetos pesados que você utiliza com freqüência a uma altura mínima de 70 a 90 centímetros do solo. Assim, você não precisa se agachar em demasia quando for pegá-los.

- Quando estiver com o objeto nas mãos, mantenha-o aproximadamente na altura dos cotovelos.

- Quando for levantar um objeto, deixe-o próximo ao seu corpo. Se você o mantiver a distância, afastado, a sobrecarga será muito maior.

- Divida sempre o peso em partes iguais quando possível.

- Um erro comum é mover objetos de lugar torcendo a espinha. Evite esse ato.

- Usar as duas mãos é sempre melhor. Também utilize toda a palma das mãos, para dar maior sustentação.

- Caso você já apresente tendência a desenvolver algum problema nas costas ou, pior ainda, se já tem dor, evite carregar pesos. Se for inevitável, solicite ajuda e procure escolher o objeto mais leve.

O que Fazer no Ambiente de Trabalho

É no trabalho que passamos boa parte dos nossos dias. Por isso, é importante que os cuidados com as costas também sejam adotados enquanto desempenhamos as nossas funções. O ato de trabalhar não pode transformar-se em uma ameaça à saúde. Existem várias soluções para que o ambiente físico de trabalho seja adequado às características do trabalho. Conheça alguns dos principais programas e medidas de educação postural:

- Realização de rápidos exercícios de alongamentos durante o expediente.

- Profissionais que usam bancadas mais altas, como engenheiros ou arquitetos, devem verificar a sua altura. Ela precisa estar posicionada de forma que você fique ereto, sem ficar curvado demais. Além disso, é necessário acertar a altura e a posição da cadeira de tal forma que o joelho fique acima do nível do quadril. Qualquer incômodo percebido pode ser um sinal de que o arranjo não está bem-feito.

- Mesas comuns também precisam ter altura adequada e espaço para colocar as pernas. Os pés devem ficar apoiados no chão e os braços necessitam de um apoio, principalmente se o trabalho exige muita escrita ou digitação.
- De tempos em tempos, mude de posição. Levante-se, ande um pouco.
- Ao falar ao telefone, evite torcer a coluna, incluindo o pescoço.

Atenção no Carro

Um dos avanços notáveis no *design* dos novos carros é o cuidado maior com a segurança, conforto e a ergonomia, visando à saúde e bem-estar dos motoristas. Muitos dos modelos já apresentam bancos com altura regulável, o que facilita a melhor acomodação das costas. Além disso, os mais modernos saem da fábrica com espelhos laterais e retrovisores que permitem ao motorista uma boa visão do que acontece ao seu redor sem precisar torcer a coluna. Conheça outras formas de manter a saúde da coluna enquanto dirige.

- Os assentos devem ser regulados de maneira que as costas permaneçam eretas. Isso é obtido quando os joelhos estão posicionados acima do quadril.
- As poltronas precisam estar posicionadas de tal forma que, ao acelerar ou frear o veículo, os joelhos encontrem-se em um ângulo um pouco maior que 90 graus. Dessa maneira, a pressão desse ato será descarregada sobre as coxas, e não sobre as costas.
- A parte posterior dos bancos deverá ter um dispositivo de apoio do pescoço e cabeça, diminuindo o risco da chamada lesão do chicote (principalmente em freadas bruscas e batidas traseiras).
- O cinto de segurança deve ser adequado. Os ideais são os de três pontas e precisam ser ajustados ao corpo.
- Ao entrar no carro e ao sair, evite movimentos de torção, com rotação da coluna.

Bons Sonhos

Qual a melhor posição para dormir? A resposta é simples: é aquela na qual você se sente mais confortável. Mas há algumas dicas que o auxiliam a repousar sem prejudicar sua coluna. Lembre-se de que passamos um terço de nossas vidas dormindo em uma cama.

- Os colchões resistentes, de boa qualidade, que não se deformam por causa do peso, custam um pouco mais caro, mas, se puder, compre um.

- Um colchão mais firme não significa, porém, que você deva dormir em um colchão duro como uma tábua.
- O colchão deve ser mudado de posição a cada quatro meses a fim de manter uniforme a sua estrutura.
- O colchão deve ser apoiado sobre uma superfície firme e ventilada.
- O travesseiro não pode ser muito alto. Ele deve ser posicionado a fim de manter a posição normal (fisiológica) do pescoço. Caso contrário, faz com que você fique com o pescoço curvado para frente ou para trás, ou muito lateralizado, posições desastrosas para a saúde da espinha.
- O travesseiro precisa ser feito de uma espuma firme ou de penas de ganso. Esses materiais permitem uma melhor acomodação.
- A posição ideal para um sono reparador é dormir de lado, com os joelhos dobrados.

Faça Ginástica

Há muitas razões para que você deixe a preguiça de lado e comece já a praticar uma atividade física. Uma delas é que, fazendo exercícios, você perderá peso, diminuindo a sobrecarga sobre a coluna. Conheça outros motivos:

- Os exercícios fortalecem os músculos das costas. Dessa forma, eles ajudam a proteger melhor a sua coluna.
- Eles aumentam a flexibilidade, tornando mais fácil a movimentação de todas as estruturas da espinha.
- A malhação beneficia a irrigação sangüínea das fibras musculares, melhorando a sua plasticidade e aumentando sua capacidade de reparar lesões.
- Quando você se exercita, seu organismo é inundado por uma substância química chamada endorfina. Ela funciona como um bálsamo que ameniza a dor e também lhe dá sensação de prazer e bem-estar, melhorando o seu humor.
- Os exercícios de alongamento de toda a coluna e membros, com reforço da musculatura do abdome, independentemente da técnica, são os mais adequados.
- A atividade deve ser realizada com calçados adequados.

Previna-se na Gravidez

Se a mulher não tomar alguns cuidados, a gravidez pode-se tornar uma grande inimiga da coluna. O crescimento da barriga muda o eixo do corpo e exige um grande esforço, principalmente da região lombar. Além disso, há o aumento de peso, que também prejudica a espinha. Como resultado, quase todas as gestantes sofrem algum desconforto nas costas. Mas, para algumas, a dor fica insuportável à medida que os meses passam. Veja o que fazer para que esse período não seja uma tortura e deixe apenas boas lembranças:

- Faça exercícios; os mais indicados são os de alongamento e os que fortalecem os músculos do abdômen.
- A hidroginástica também é uma boa opção. Essa modalidade diminui o impacto dos movimentos, reduzindo a chance de lesões.
- Quando a barriga estiver grande, a gestante pode ter dificuldade para achar uma posição confortável de dormir. Uma das melhores maneiras é colocar um travesseiro embaixo dos joelhos quando estiver deitada em posição horizontal ou deitar-se de lado com um travesseiro entre os joelhos e as pernas flexionadas.

Orientação para os mais Velhos

A velhice é um período no qual, por vários motivos, a coluna pode ficar mais frágil. Um deles é que, com o passar do tempo, os indivíduos têm maior facilidade para engordar, um dos fatores de risco para doenças na espinha, e tendem a sofrer uma diminuição da massa e da força muscular. Estima-se que entre os 25 e os 50 anos, ocorre uma perda média de 10% da massa muscular, e dos 50 aos 80 anos, 30%. Uma das principais conseqüências desse processo é uma deterioração dos mecanismos de proteção das articulações. Além disso, os idosos apresentam maiores dificuldades de coordenação motora, sendo mais vulneráveis ao aparecimento da osteoporose, doença caracterizada por uma diminuição da massa óssea. Todos esses fatores deixam o idoso muito propenso a quedas. Estudos da Sociedade Brasileira de Geriatria e Gerontologia indicam que cerca de 5% desses tombos provocam fraturas em vários locais. Com a movimentação prejudicada, o idoso perde autonomia, podendo sofrer uma baixa na sua auto-estima. Sem contar o custo financeiro de uma fratura. Por exemplo, uma cirurgia para colocação de prótese de quadril pode custar cerca de R$ 20.000,00. Isso inclui hospital, materiais, medicamentos e honorários médicos. Por todas essas razões, o idoso deve ficar bem atento para manter o esqueleto em forma. Veja o que fazer para prevenir esses problemas:

- Praticar uma atividade física reduz a chance de aparecimento de osteoporose.
- Os exercícios também proporcionam mais habilidade, coordenação motora e equilíbrio, o que ajuda a prevenir quedas.

- Eles diminuem a depressão, melhoram o humor e elevam a auto-estima.
- O condicionamento físico é importante; ele permite que o idoso cumpra funções rotineiras do dia-a-dia, como brincar com os netos ou carregar pacotes do supermercado.
- Natação, hidroginástica e exercícios em academias com orientação médica são boas alternativas. Exercícios de contração muscular também são úteis, pois auxiliam na construção da massa óssea.

O que Fazer Dentro de Casa

As maiores tragédias com os idosos ocorrem dentro de casa, por falta de orientação. Conheça algumas medidas que devem ser adotadas para que a residência não seja um local de risco:

- O piso deve ser constituído de materiais antiderrapantes.
- Evitar o uso de tapetes soltos e enfeites no solo.
- Nos corredores e escadas, colocar corrimãos.
- No banheiro, devem ser instaladas alças de apoio dentro do box do chuveiro e em torno do vaso sanitário.
- À noite, deixe pequenas luzes acesas no quarto e no corredor.
- Água e leite para hidratação ou para tomar remédios devem ficar junto à cabeceira da cama.
- Utilize apenas sapatos com solas antiderrapantes. Não ande de meias ou de chinelos escorregadios, pois eles facilitam as quedas.

Dicas para as Crianças

A vida moderna modificou os hábitos infantis. Hoje, em vez de gastarem boa parte do tempo brincando e movimentando-se, a maioria das crianças passa horas na frente da televisão, do computador ou carregando pesadas mochilas no caminho para a escola. Isso aumenta o risco de os pequenos apresentarem dor nas costas. Saiba o que fazer para evitar o desconforto e suas conseqüências.

Mochilas

- Observe o modelo e o tipo. A mochila precisa ser confeccionada em material leve (couro, jamais!), com compartimentos individuais, ter braçadeiras axila-

res e com apoio adequado na região da coluna dorsal. Rodinhas, como se podem ver em algumas malas, são desejáveis.
- O peso da mochila (incluindo aí livros, cadernos etc.) nunca deve ultrapassar 10% a 15% do total do peso da criança. Por exemplo, uma criança de 20 quilos não pode carregar mais que 3 quilos. Uma sugestão é pesar a bolsa em uma balança caseira durante cerca de uma semana para regular a quantidade de peso que o seu filho leva nas costas.
- Diga ao seu filho para sempre carregar a mochila apoiada nos dois ombros. Nada de colocar o peso de um lado só, pois isso pode promover tensionamento dos músculos e ligamentos locais. É um estímulo e tanto para o aparecimento da dor.
- Os objetos deverão ser colocados de tal forma que não caiam para um lado ou outro, causando desequilíbrio no peso.
- Não coloque objetos que possam machucar as costas devido ao seu peso ou formato.
- Mostre à criança a postura certa para caminhar com a mochila nas costas. Uma demonstração pode ser muito mais esclarecedora do que muitas explicações abstratas. Por isso, se possível, vista as alças e depois ajude o pequeno a fazê-lo algumas vezes. Lembre-se: a postura certa é manter a coluna ereta e não encurvada para frente.

Computador

Os móveis e os equipamentos devem criar um ambiente agradável e confortável para a criança. Isso é necessário para manter a ergonomia (ciência que adapta o ambiente de trabalho ao ser humano, e não o contrário) e garantir que o indivíduo consiga permanecer na posição mais adequada, também chamada de postura neutra. Leia sua descrição:

- A coluna deve ficar ereta e firme. Por isso é fundamental ter uma cadeira com encosto firme e que permita manter as costas confortavelmente em um ângulo de 90 graus em relação aos quadris (em uma situação que lembra a letra L).
- Os joelhos deverão estar posicionados um pouco acima do nível dos quadris.
- Os pés devem ficar apoiados firmemente no solo.
- Os braços devem permanecer junto ao corpo e relaxados, com os cotovelos apoiados na mesa ou sobre o braço da cadeira, formando um ângulo próximo de 90 graus.

- Os punhos devem estar apoiados na base do teclado (formando um ângulo de aproximadamente 15 graus).
- O pescoço deve ficar reto. A flexo-extensão (posição para frente ou para trás) pode ser prejudicial. Por isso a tela do equipamento deverá ficar em uma altura que permita boa visão.
- O tempo é um fator determinante na prevenção das dores nas costas de quem fica algumas horas no computador. A conduta certa é levantar-se a cada 40 minutos para esticar o corpo. Isso vale para adultos e crianças. Caso elas não se lembrem de cumprir a regra, um adulto deve estar alerta para chamar a atenção ou o equipamento pode ser programado para emitir avisos na tela com essa recomendação.
- O ideal é que houvesse uma mesa de computador adequada para as crianças e outra para os adultos. Como nem sempre isso é possível, pode-se pensar em algumas adaptações. Uma delas é ter um banquinho largo e estável para que a criança apóie os pés quando usar o equipamento. Além disso, também se podem colocar almofadas ou travesseiros para levantar o corpo e não exigir esforços da cabeça, pescoço ou tronco.

Tire as suas Dúvidas

Durante mais de 30 anos de consultório, já tive oportunidade de ouvir muitas histórias sobre dores nas costas. Há muitas explicações e conselhos para aliviar os males da coluna, em geral de vizinhos ou de origem não-identificada, que carecem de base científica. Em geral, acabam induzindo a condutas erradas, que podem retardar a introdução com sucesso dos tratamentos realmente eficientes. Quando explico o efeito prático de tais atitudes (como dormir no chão para amenizar as dores), muitos ficam surpresos com o risco de piorar dos sintomas. Neste capítulo, o leitor encontrará as principais dúvidas.

A natação é sempre benéfica para as dores na coluna?

Não. Normalmente a natação não está entre as atividades físicas recomendadas para aliviar dores na coluna. Ela promove uma rotação das vértebras que pode agravar lesões de estruturas da coluna, como os discos intervertebrais e ligamentos. O risco é maior quando se pratica o nado clássico e o nado borboleta. Mas há situações especiais em que ela se torna conveniente, como nos casos de deformidades de postura (dorso curvo). De qualquer forma, não se deve vetar o nado livre para pacientes que sentem benefícios e não se queixam de dores com a prática regular. No entanto, deve-se alertá-los para não deixar de fazer alongamento antes de entrar na água. Esses exercícios, antes de qualquer esporte, ajudam a prevenir a dor, principalmente a lombar.

Exercícios são prejudiciais e aumentam as dores nas costas?

É um engano pensar assim. Os exercícios só fazem mal quando não são devidamente escolhidos e orientados. Uma pessoa com dor lombar jamais deverá praticar atividades que exijam força, como levantar pesos durante a aula de musculação, sem apoiar corretamente a coluna lombar. O risco é deflagrar uma crise grave e até imobilizante. Mas há muitas outras atividades que podem ajudar a aliviar as dores. Os exercícios de alongamento, associados a outros que reforcem a musculatura abdominal, são os mais indicados. Outros tipos servem para corrigir a postura. Quem se senta curvado para frente, por exemplo, é estimulado a alongar os músculos peitorais e reforçar os dorsais para deixar a coluna mais ereta. Exercícios dentro da água (hidroginástica) diminuem a ação da gravidade e a pressão sobre a coluna, o que é uma ação bem-vinda.

Quando se tem dor nas costas, a melhor atitude é ficar na cama, em repouso?

Errado. Hoje em dia os conceitos mudaram. Um doente com crise de hérnia de disco ou torção de coluna, por exemplo, é estimulado a andar após dois ou três dias de repouso. Um curto período na cama pode aliviar a dor, enquanto permanecer em repouso por tempo prolongado favorece o enfraquecimento da musculatura da coluna. Com o tempo, a falta de atividade física prejudica a estabilidade da coluna porque os músculos e outras estruturas perdem a sua tonicidade. É como se o mastro de um veleiro ficasse com as suas cordoalhas frouxas e, por causa disso, começasse a balançar. Manter uma atividade física regular é uma das principais dicas para a manutenção da saúde da coluna.

A hérnia de disco lombar é uma doença grave? A cirurgia faz parte do tratamento?

Não. A hérnia de disco é uma situação freqüente que pode existir em indivíduos que inclusive nunca apresentaram sintomas. Na grande maioria dos casos, ela não traz nenhum tipo de complicação. Quando ela provoca uma dor na coluna com irradiação para a perna, conhecida como ciática, em cerca de 95% dos casos a cura se dá apenas com um tratamento clínico bem conduzido. Isso ocorre primeiro devido a uma tendência natural do organismo para absorver o fragmento do disco intervertebral que causa os sintomas, o que acontece num período entre quatro e cinco meses. Além disso, o núcleo gelatinoso do disco perde água, o que resulta na redução do seu volume, diminuindo a sua pressão sobre o nervo. É como uma ameixa fresca que, com o passar do tempo, fica seca e tem seu volume reduzido. Pouquíssimos casos de hérnia na região lombar têm indicação cirúrgica. Geralmente, ocorre em pacientes que não responderam bem ao tratamento clínico ou se encontram em quadros emergenciais, como a síndrome de compressão da cauda eqüina (responsável pelo descontrole do esfíncter urinário e/ou retal e adormecimento do períneo), ou outras situações de dor incontrolável, com repercussões neurológicas.

É a hérnia de disco na coluna cervical? É freqüente?

Sim. Sua ocorrência é comum, sendo encontrada em pessoas que nunca apresentaram sintomas. Infelizmente, ao ser identificada em um exame de imagem, atribui-se a ela a responsabilidade pela dor no pescoço, quando na maioria das vezes a causa é outra, como os estados de ansiedade, o bruxismo e problemas de postura entre outras situações. Quando é de fato responsável pela dor, seu tratamento é clínico na esmagadora maioria dos casos. Menos de 0,5% dos casos têm indicações cirúrgicas, em situações específicas.

A tração é ainda usada no tratamento da hérnia de disco?

Isso faz parte do passado. Os melhores centros para tratamento da hérnia de disco não adotam mais esse método, que se propõe a alongar a coluna com a ajuda de um aparelho. Além disso, sua eficácia nunca foi comprovada cientificamente.

A osteoporose provoca dor nas costas?

Não. Essa doença, caracterizada pelo enfraquecimento da massa óssea, não causa dor, o que de certa forma permite que ela progrida sem que os pacientes percebam. Por isso, as mulheres após a menopausa ou as que apresentam outros fatores de risco em qualquer idade devem ter acompanhamento médico. A mesma orientação é dada para os homens após os 50 anos (a partir dessa faixa etária, um em cada oito homens pode desenvolver a doença). Os dois grupos devem realizar exames periódicos para prevenção e tratamento (densitometria óssea, entre outros). A osteoporose só vai provocar dores nas costas quando ocorrerem microfraturas ou fraturas dos corpos vertebrais.

Todos os pacientes devem fazer radiografias da coluna vertebral?

Não. A etapa mais importante no atendimento dos indivíduos com dores nas costas é o levantamento da história do paciente, seus antecedentes e o exame físico geral e específico. A radiografia simples (raios X) é dispensável como o primeiro recurso de diagnóstico. Mas, se depois de 30 dias, não houver melhora, ela deve ser solicitada, assim como nas situações em que a história sugerir sua necessidade já na primeira consulta. Esse exame pode ser útil para identificar pinçamento discais, bicos-de-papagaio, desvios ou lesões ósseas.

O que é o bico-de-papagaio? Ele dá dor na coluna?

O bico-de-papagaio é o nome popular de uma ossificação, chamada osteófito, resultante de uma reação do osso à degeneração do disco. O problema recebeu esse nome porque, no exame de raios X, a deformação aparece com a forma de um bico de papagaio. E, dependendo do seu tamanho, assemelha-se a um bico de tucano. Na grande maioria dos casos, é um achado casual dos exames de raios X, não apresentando sintomas. Não existe nenhuma relação entre tamanho e número de bicos-de-papagaio com a idade do paciente e sintomas. Dependendo de sua localização anatômica, pode apresentar dor, como quando aparece no forame vertebral, irritando o nervo. O forame é o túnel que liga o estojo ósseo que contém a medula espinhal à parte externa da coluna.

Os coletes servem para melhorar a postura?

Não. Os coletes, chamados na linguagem médica de órteses, têm vários tipos e tamanhos. Eles não melhoram a postura. São utilizados basicamente para prevenir a evolução de deformidades ou em outras situações específicas nas quais a coluna precisa permanecer em repouso. Em grande parte dos casos, são usados temporariamente. E atenção, pois os coletes não favorecem nem protegem a coluna quando se levantam objetos mais pesados. Entretanto, existem coletes leves, parecidos com uma cinta do tipo suspensório, conhecidos como posturete, que podem ser utilizados para lembrar aos indivíduos de que devem manter a postura em situações rotineiras. São indicados principalmente para jovens e pessoas que trabalham em posições nas quais a coluna se dobra para frente.

As massagens são úteis para eliminar dores e mal-estar? Colocam a coluna no lugar?

Este é um tema delicado e interessante. As massagens nas costas podem aliviar temporariamente as dores crônicas e beneficiar as dores eventuais agudas. O estímulo manual provoca a liberação de substâncias analgésicas (endorfinas), levando ao alívio da dor e ao relaxamento muscular. Obviamente, porém, as massagens não colocam a coluna no lugar e tampouco resolvem os problemas de forma definitiva. Podem, inclusive, agravá-los se forem aplicadas por pessoas sem conhecimento sobre a doença a ser tratada ou sem habilitação necessária.

A obesidade pode complicar as dores nas costas?

Sim. Estar com excesso de peso pode contribuir para a piora e ser um fator de risco para o desencadeamento da dor da coluna. Especialmente na região abdominal, o excesso de peso desloca o centro de gravidade para frente, sobrecarregando a musculatura das costas. Entretanto, indivíduos magros não estão livres de terem dor na coluna, o que se observa com freqüência.

A má postura pode causar problemas na coluna?

Sim. A má postura agrava a dor da coluna. Sentar ereto ou ficar em pé, com apoio igual em ambos os membros, utilizando a musculatura abdominal, promove diminuição de carga sobre a musculatura das costas. Mas, se você, ao contrário, sentar em poltronas fundas, fizer a lição de casa dobrado sobre a mesa ou se posicionar no computador de modo errado, será um forte candidato a dor nas costas.

Dormir no chão faz bem para as costas?

Não. Esta é uma idéia completamente errada e pode, inclusive, agravar as dores. Isso porque a rigidez do chão ou de um colchão duro poderá acentuar a contratura muscular do paciente. Durante a crise, o repouso deve ser feito no próprio colchão. Uma das posições mais confortáveis é deitar-se de lado, com as pernas dobradas colocando um travesseiro entre elas.

Como proteger minha coluna para carregar objetos pesados?

Para levantar pesos do chão, não se deve envergar a coluna como se ela fosse a letra u. A coluna não é uma alavanca ou um pé de cabra para levantar a tampa de um bueiro. O certo é flexionar os joelhos e agachar-se. O passo seguinte é apoiar o corpo em um dos joelhos para aproximar o objeto do tronco e levantar-se. A sustentação do peso deve estar distribuída entre os braços e as pernas, jamais nas costas. Também pode ser mais seguro empurrar objetos pesados, pois o peso corporal auxilia esse deslocamento.

Crianças podem sentir dores nas costas durante o crescimento?

Não. É um engano relacionar as dores nas costas das crianças ao período de crescimento. Ninguém precisa ter dor para crescer. Por isso, a presença desse sintoma deve ser entendida como sinal de alerta e merecer atenção e cuidados necessários. Existe a possibilidade de haver dores musculares relacionadas ao excesso de atividade esportiva ou ao excesso de peso das mochilas escolares apoiadas na coluna dorsal. Não se deve deixar também de descartar as chances de outras doenças, como processos infecciosos e reumáticos.

Subir morros ou ladeiras pode desencadear problemas na coluna?

Sim. Existe de fato uma relação entre subir ladeiras ou escalar morros e a possibilidade de ter distúrbios da coluna. Deve-se evitar fazer o esforço levando pacotes ou sacolas, para não aumentar a sobrecarga.

Pessoas que trabalham por muito tempo sentadas têm maior propensão às dores nas costas?

Sim. O ato de sentar muda a distribuição do peso corporal, que passa a se concentrar mais na porção inferior da coluna. Além disso, o esforço sobre a coluna é maior do que quando estamos em pé. Quando o corpo se inclina para frente, a pressão aumenta ainda mais. Nessa posição, a musculatura do abdômen também fica mais relaxada e deixa de interferir na sustentação da coluna. Assim, todo o trabalho fica para os músculos das costas localizados atrás das vértebras. Isso explica também a necessidade de sentar-se com a coluna reta para não forçá-la tanto. É aconselhável, quando possível, levantar-se da cadeira a cada 30 minutos, em qualquer atividade, incluindo as recreativas, como jogar cartas.

Colchões magnéticos ou ortopédicos melhoram as dores nas costas?

Não. Até hoje não existe nenhuma evidência científica. Trata-se apenas de um procedimento comercial que pode resultar em propaganda enganosa.

Usar salto alto prejudica a coluna?

Sim. Embora a elegância feminina peça salto alto, não abuse demais desse tipo de calçado. Saltos acima de 4 centímetros podem fazer mal à coluna, se usados diariamente. Eles aumentam a lordose lombar, forçando as articulações posteriores, causando sobrecargas. Mas é claro que eles estão liberados para serem usados numa festa ou recepção.

O descontentamento com o ambiente de trabalho ou com a profissão escolhida pode dar dor nas costas?

Sim. É sabido que os fatores psicossociais são os mais importantes no desencadeamento e manutenção de dores crônicas. Por isso, um ambiente de trabalho agradável, respeitoso e com boas condições físicas, ou atuar e fazer o que se gosta, promovendo satisfação, é fundamental e essencial para o ser humano e a saúde das costas.

O bruxismo pode causar torcicolos e dor no pescoço?

Sim. O bruxismo, ou seja, retesar os dentes, pode promover uma disfunção da articulação têmporo-mandibular. O problema pode ser causa de dor no pescoço, na cabeça, barulho no ouvido e alterações de humor.

Sempre que houver dor nas costas, a coluna é a principal responsável?

Não. Existem doenças que se desenvolvem nas imediações da coluna e cujos sintomas se manifestam na espinha. Entre elas, estão a ocorrência de pedra nos rins, divertículos intestinais perfurados, aneurisma (dilatação da parede) da artéria aorta e úlceras duodenais perfuradas na cabeça do pâncreas.

Problemas na coluna cervical podem ser causa de dor de cabeça?

Sim. Até aproximadamente 35% das dores de cabeça são causadas por problemas na coluna cervical. Por isso, na busca das origens da dor de cabeça, deve-se investigar a existência de distúrbios na região cervical.

O ciclo menstrual, a vida sexual e as situações cotidianas vividas pela mulher podem causar dor nas costas?

Sim. Por várias razões. Muitas mulheres, ao ovular ou durante o período pré-menstrual, queixam-se de dor nas costas. Doenças sexualmente transmissíveis, como a provocada pela *Chlamydia trachomatis*, também podem ter sintomas de dor. Experiências estressantes ou desagradáveis às vezes resultam em dor.

ANEXO 1:
Anatomia da Coluna

ANATOMIA

O corpo humano é o melhor exemplo da perfeição da natureza. Se nada de errado acontecer, todos os seus órgãos funcionam e interagem entre si com perfeição. Algumas estruturas, no entanto, surpreendem por sua engenhosidade. A coluna vertebral é uma delas. Certamente, nem o mais hábil arquiteto ou engenheiro conseguiu ainda projetar um sistema tão complexo e ao mesmo tempo tão funcional.

A coluna é a viga mestra em balanço do esqueleto. Ela tem várias funções: sustenta e suporta o peso de todo o corpo, permite fazer movimentos imprescindíveis à vida diária, como se curvar ou se virar em qualquer direção, a manutenção da posição ereta e conecta todas as suas regiões desde a occipital até o sacro. Como se isso não bastasse, é por dentro de suas estruturas ósseas que passa a medula espinhal, o grande tronco nervoso do corpo, de onde partem os nervos que levam e trazem as mensagens entre o cérebro e o restante do organismo. O comprimento da coluna representa cerca de 40% da altura do indivíduo.

As suas estruturas são como componentes de uma máquina feita com a mais alta tecnologia: precisas, eficientes e, ao mesmo tempo, dotadas de uma incrível delicadeza. Conheça em detalhes as mais importantes.

VÉRTEBRAS

Os principais pilares da espinha são as vértebras. Elas são articuladas entre si e constituem o eixo central do organismo. Uma vértebra típica é composta de um corpo, arcos, lâminas, pedículos, articulações posteriores (quatro por vértebra, revestidas por uma cartilagem e pelo tecido sinovial) e os processos transversos e espinhoso. Essas estruturas são importantes para o suporte de peso e responsáveis por sua flexibilidade, pois permitem a movimentação da área móvel da coluna, podendo ser empurradas ou deslizar em diferentes direções de acordo com o movimento a ser executado. Não tenha dúvidas: toda vez que você muda de posição, as articulações se movem também. Por isso, problemas nessas estruturas certamente lhe causarão dor ou desconforto.

A coluna é formada por 33 desses blocos ósseos. Cada um deles se constitui de uma fina camada externa de osso cortical, compacto (40%), sendo o seu interior preenchido por osso esponjoso (60%). As vértebras são assim denominadas:

- sete cervicais, localizadas no pescoço e responsáveis pelo suporte da cabeça;
- doze torácicas, que ocupam a parte superior e central das costas, sustentando a cavidade torácica (o tórax);
- cinco lombares, situadas na parte inferior das costas (região da cintura) e que conferem mobilidade entre a parte torácica do tronco e a pelve (região da bacia), dando sustentação à cavidade abdominal;
- cinco sacras, que unem a coluna vertebral à cintura pélvica;
- e quatro coccígeas, que amparam o assoalho da pelve.

As vértebras da região lombar são maiores que as localizadas na região cervical. Como tijolos usados para erguer uma parede, elas estão dispostas uma sobre a outra, formando uma sólida estrutura capaz de suportar o peso corpóreo. São também as que mais trabalham, e talvez por isso dores nessa região sejam tão comuns. Mas é importante saber que essa fileira de ossos, totalmente dura, apresenta estruturas, como as já descritas, que lhe permitem ter flexibilidade, assegurando movimento entre suas partes.

Além das vértebras, a coluna é constituída por discos, ligamentos, tendões, músculos, nervos e vasos sangüíneos. E saiba que quando você se senta ou se vira para cumprimentar alguém, todos os seus componentes movem-se em harmonia. Por isso, qualquer problema em uma dessas peças pode interferir no seu funcionamento e causar muita dor. Conheça os outros integrantes dessa estrutura.

DISCOS INTERVERTEBRAIS

Se compararmos a coluna a um automóvel, os discos funcionariam como os amortecedores. Localizados entre cada uma das vértebras (só não existem entre a primeira e a segunda vértebras cervicais), os discos intervertebrais têm um papel fundamental para nossa movimentação. Sob pressão, podem-se deformar, o que lhes assegura a propriedade de absorver choques distribuindo e equilibrando tensões. Todas essas habilidades são possíveis por causa da sua estrutura extremamente maleável. É o que chamamos de articulação semimóvel. Caso contrário, no ser humano, se não fosse intercalada por algo que pudesse moldar-se às diferentes situações e exigências da marcha e posições, a espinha seria apenas uma sobreposição de ossos sem movimento.

O que garante ao disco tamanha versatilidade é sua estrutura anatômica. Em seu interior, há um núcleo gelatinoso (mistura de proteínas e água) denominado pulposo, correspondendo a 40% a 60% do disco, que se estica e deforma-se em diferentes direções, permitindo que uma vértebra pressione a outra durante o movimento. Esse núcleo é envolto por um revestimento externo, chamado anel fibroso, bastante resistente.

LIGAMENTOS

Todas as vértebras e discos são conectados entre si, amarrados pelos ligamentos. Eles são como cordoalhas, fortes e fibrosas, e alguns apresentam incrível elasticidade. As suas funções são estabilizar e permitir o movimento da coluna. Nessa tarefa, são auxiliados pelos tendões e músculos. Se você se curvou por algum motivo, para voltar à posição ereta, os ligamentos atuarão nesse sentido.

TENDÕES

São as estruturas que, como cordas, unem as porções proximais e distais dos músculos aos ossos. Para que você dobre as costas, por exemplo, alguns músculos se contrairão e, puxados pelos tendões, irão refletir no movimento dos ossos.

MÚSCULOS

Você pode não perceber claramente, mas todo e qualquer movimento das suas costas exige a mobilização de vários dos músculos existentes na região e atuam de forma integrada. Eles contribuem para dar maior sustentação e equilíbrio à espinha. Mais do que isso, a musculatura das costas protege a coluna de sobrecargas, contribuindo para a absorção de impactos.

CANAL MEDULAR

Na coluna, ao se visualiza as vértebras de cima, há um orifício no seu interior. Trata-se do canal medular. Por dentro dele passa a medula nervosa, também chamada de medula espinhal. Ela é uma parte essencial do sistema nervoso central e fica protegida por esse estojo criado pelas vértebras. Age como um cabo por onde são transmitidos os sinais elétricos enviados pelo cérebro para o resto do corpo, dando ordens, como mover as pernas e andar, mexer o braço direito e não o esquerdo, e assim por diante.

A medula espinhal sai do cérebro e vai geralmente até a altura da primeira vértebra lombar. Dos dois lados de cada vértebra, encontram-se os foramens de conjugação (constituídos pela região posterior do corpo vertebral, discos e articulações posteriores), em forma de túnel por onde passam os nervos que saem da medula e distribuem-se, entre outros, para pele, músculos, ossos e vasos sangüíneos. Qualquer interferência nas funções desse cabo, como um dano causado por um disco intervertebral, poderá trazer sérias conseqüências ao movimento.

ARTÉRIAS VERTEBRAIS

Esses vasos sangüíneos são as principais fontes de irrigação das estruturas da coluna. Na região cervical, eles estão dentro do corpo vertebral. Por isso, uma postura errada ou um movimento abrupto do pescoço podem interromper ou retardar o fluxo de sangue dentro da vértebra, desencadeando sintomas como vertigens e náuseas. Pessoas que apresentam manifestações clínicas devido a algum problema nessas estruturas devem procurar orientação médica antes de iniciarem tratamentos para a coluna, principalmente naqueles que exigem manipulação do pescoço. Uma imperícia pode levar a prejuízos gravíssimos, como hérnias de disco agudas ou estiramentos musculares.

CURVATURAS

É curioso constatar que, se vista de lado, a coluna não desenha uma linha reta. Na verdade, ela tem quatro curvas:
- lordose cervical, que se estende da vértebra conhecida como atlas, no topo do pescoço, à segunda vértebra torácica;
- a cifose torácica, que se estende da segunda à décima segunda vértebra torácica;
- a lordose lombar, que vai da décima segunda vértebra torácica até a ligação da coluna lombar ao sacro;
- e a cifose sacra, que vai do sacro ao cóccix, resquício do rabo dos animais.

Um bom observador verá que essas curvaturas em condições de normalidade são de duas categorias, lordose e cifose, e aparecem de forma alternada. Primeiro a lordose cervical, depois a cifose torácica, e assim por diante. Essa disposição não existe ao acaso. As curvas são mesmo opostas, cada uma virada para um lado, para cumprir uma função muito especial: dar equilíbrio à coluna e facilitar a absorção dos movimentos. É simples: sem essas curvas, a coluna seria igual a uma tábua reta, o que dificultaria sua mobilidade. As curvaturas existem para que a espinha tenha possibilidade de maior movimentação, flexibilidade, impedindo a sobrecarga apenas da área exigida naquele momento específico. E estão colocadas de formas opostas exatamente para que uma neutralize o impacto da outra.

Essas informações a respeito dos componentes da espinha são fundamentais. Isso porque, apesar de todo o progresso dos métodos diagnósticos de imagem, o conhecimento da anatomia e a melhor compreensão da sua função continuam sendo as principais ferramentas, indispensáveis para identificar e tratar corretamente os problemas da coluna. Elas ajudam também os pacientes, que passam a compreender melhor os processos ocorridos no seu organismo, incentivando a sua aderência ao tratamento e a prevenção de reincidências.

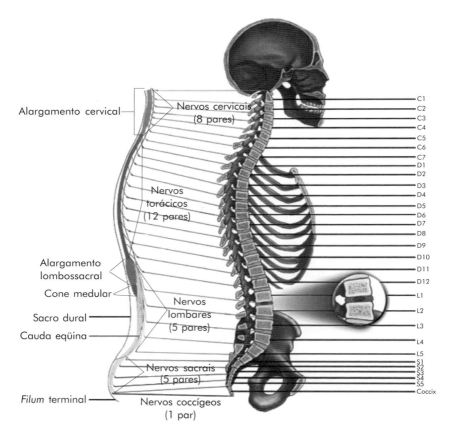

Fig. 16.1 — Vista panorâmica dos corpos vertebrais e da medula espinhal.

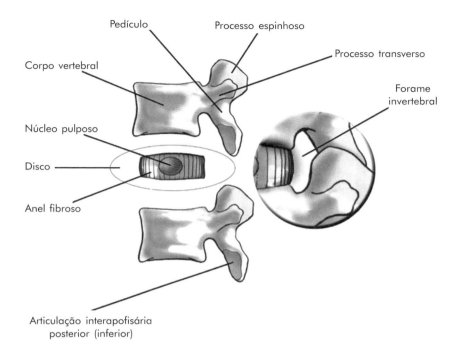

Fig. 16.2 — *Corte transversal: unidade articular — corpo vertebral da coluna lombar.*

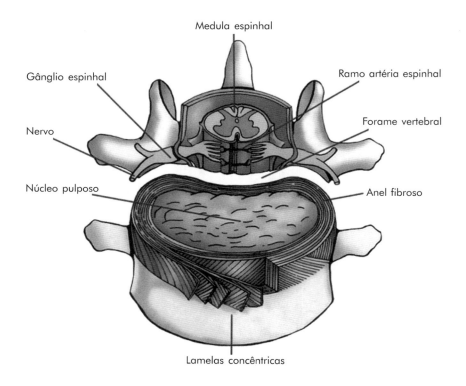

Fig. 16.3 — *Corte transversal: vértebra e sistema nervoso da coluna lombar.*

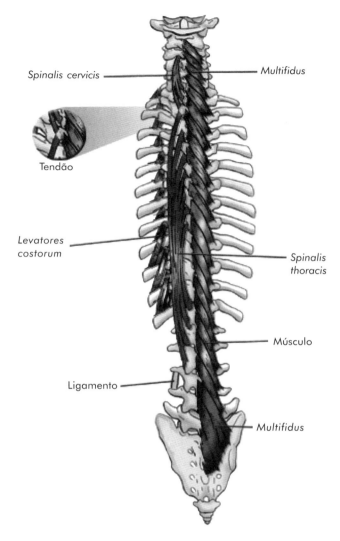

Fig. 16.4 — Vista panorâmica: coluna, músculos, tendões e ligamentos.

ANEXO 2: As Principais Causas da Dor

DOR LOMBAR

Existem diversas causas de dor na coluna lombar. Elas aparecem isoladas ou combinadas. Vale a pena saber como são identificadas.

Mecânicas e Posturais

São as dores originadas por erros de postura, obesidade, gravidez, esforços repetitivos e seqüelas neurológicas (como derrame ou paralisia infantil). Nesses casos, a dor piora com os movimentos, acentuando-se com as atividades físicas. E pode ser ainda mais intensa no final da tarde, após a jornada de trabalho.

Traumáticas

As condições atuais de vida podem submeter a coluna a esforços e riscos que, muitas vezes, trazem conseqüências. Entre elas, temos as fraturas e a famosa hérnia de disco, descrita a seguir.

Hérnia de Disco

Como você já viu, o disco intervertebral é uma estrutura localizada entre duas vértebras, constituído por um anel fibroso (a parte externa) e recheado por um núcleo pulposo que se assemelha a uma gelatina (a parte interna). Ele funciona como uma espécie de amortecedor de impactos e distribuidor de esforços da coluna.

Quando o disco se rompe, o núcleo vaza para fora dos limites do anel fibroso, formando a conhecida hérnia de disco. Em geral, essas rupturas ocorrem por causa de sobrecargas (Fig. 17.1).

Na região lombar podem ocorrer em um ou mais níveis isolados ou combinados na maioria dos casos no terceiro, quarto ou quinto discos. O trauma pode não apresentar sintomas, porém pode desencadear dor na própria região com ou sem irradiação para as coxas e pernas (dor ciática). A dor pode-se agravar durante caminhada em superfícies planas ou em ladeiras, por movimentos forçados do tronco, ou ao tossir, espirrar ou evacuar.

É necessário ter rigor diagnóstico para afirmar que a dor ciática é provocada por uma hérnia de disco. Nesses casos é fundamental que exista uma correlação evidente entre o resultado dos exames de imagem, da história relatada pelo

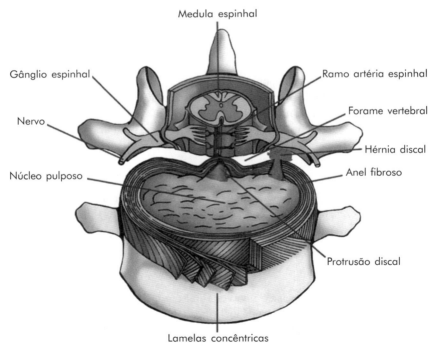

Fig. 17.1 — *Coluna lombar: corpo vertebral, protrusão e hérnia discal.*

paciente e do exame clínico feito pelo médico. Isso porque a hérnia de disco também pode ser um achado casual em um exame de imagem motivado por outras queixas, sem que o paciente houvesse mencionado ou manifestado qualquer dor nas costas ou acidentes que pudessem originá-la. Nesses casos, a hérnia não é responsável pela dor. Com ou sem tratamento, o organismo tende a reabsorver até 40 % das hérnias, totais ou parcialmente, a partir de 30 dias com um prazo médio de três meses a um ano. Cura em até 90% dos casos com tratamento específico ou medidas simples. E não mais do que 5% desses pacientes necessitam de tratamento cirúrgico (Fig. 17.2).

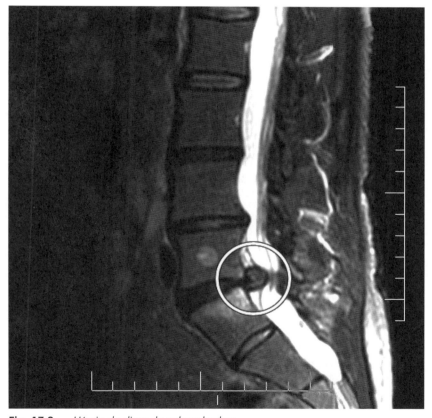

Fig. 17.2 — *Hérnia de disco da coluna lombar.*

Fraturas

Traumas na coluna lombar são mais comuns entre homens com idade entre 15 e 29 anos. Suas principais causas são os acidentes automobilísticos, quedas de altura, lesões no esporte e violência urbana. O uso do cinto de segurança tem prevenido e reduzido a incidência dessas fraturas.

Inflamatórias

A coluna está sujeita a inflamações nas suas estruturas. Podem ocorrer especialmente nos pontos de inserção dos tendões e ligamentos em uma estrutura que envolve os ossos (o periósteo) e nas regiões das vértebras que estão em contato com essas estruturas. Também podem afetar as cartilagens das articulações posteriores. Entre as principais doenças desse grupo, temos a espondilite anquilosante, a artrite reativa, a artrite psoriática, a artrite das doenças inflamatórias intestinais, as espondiloartropatias juvenis e a artrite reumatóide juvenil. Em razão de a espondilite anquilosante ser a principal doença desse grupo e, em sua evolução, poder causar impacto na qualidade de vida do paciente, inclusive deformidades e invalidez, iremos abordá-la mais detalhadamente.

A espondilite anquilosante é uma doença inflamatória crônica que afeta principalmente a coluna vertebral, mas que também pode atingir articulações periféricas (ombros e joelhos, entre outras). O resultado desse processo é o enrijecimento da coluna. Em um exame de radiografia simples, as conseqüências da doença podem ser identificadas por uma imagem semelhante às nódoas de um bambu, devido à ossificação das estruturas atingidas. Essas alterações são chamadas de sindesmófitos.

A enfermidade atinge mais os adultos jovens de ambos os sexos, embora seja infelizmente subdiagnosticada nas mulheres. Inicia-se, em geral, entre os 16 e 30 anos. No entanto, há alguns poucos casos relatados durante a infância e acima dos 50 anos. Entre os critérios (achados) para o seu diagnóstico, o especialista deve valorizar queixas de dores da coluna que persistem por mais de três meses e, em especial, durante a noite e pela manhã, quando pioram com o repouso e promovem a rigidez da coluna. Deve observar, também, se há limitação das curvaturas da coluna nos movimentos laterais e para frente e para trás. Ainda, precisa-se verificar se há diminuição da expansão do tórax, detectada após medir a diferença em centímetros do seu diâmetro no nível dos mamilos após inspiração e expiração máxima (devido ao comprometimento das cartilagens das costelas, que as unem ao osso esterno e às vértebras). Problemas nas articulações que unem o osso sacro ao ilíaco (articulações sacroilíacas), presentes em ambos os lados da bacia, também são fortes indicadores dessa doença. É necessário para o diagnóstico correto da espondilite anquilosante a presença de sacroileíte (inflamação da articulação sacroilíaca) identificada por métodos de imagem associada a qualquer outro critério já citado aqui.

Degenerativas

A passagem do tempo e os processos biológicos combinam-se no ser humano para roubar força e flexibilidade da coluna. Na maioria dos casos, não há sintomas. Quando eles surgem, é sinal de que houve comprometimento das articulações posteriores das costas. Também sugerem o aparecimento de calcificações de ligamentos e ossificações que crescem para dentro e para fora da estrutura da coluna. Suas imagens ao exame de raios X assemelham-se a um bico-de-papagaio. Nos casos em que essas manifestações diminuem o diâmetro do canal vertebral, podendo comprimir as estruturas nervosas e desencadear sinais e sintomas neurológicos, estamos diante de um quadro clínico conhecido como estenose de canal vertebral, que apresenta maior incidência após os 50 anos, sendo importante causa de dor (Fig. 17.3).

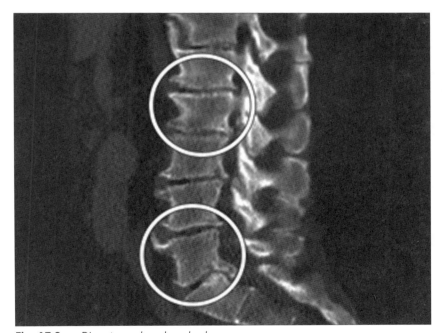

Fig. 17.3 — *Discartrose da coluna lombar.*

Você já sabe que o canal vertebral é o caminho por onde passa a medula espinhal. Nas porções média e inferior do canal lombar, as raízes nervosas provenientes da medula espinhal têm o aspecto de uma cauda de cavalo (a chamada cauda eqüina).

A estenose lombar pode ser congênita (defeito de nascença) ou adquirida. No primeiro caso, a manifestação mais comum é a dor lombar, freqüentemente acompanhada de dor irradiada para a nádega e um ou ambos os membros inferiores. Podem ocorrer perda de força e alteração da sensibilidade nos membros inferiores e, ocasionalmente, dificuldade para controlar os esfíncteres (válvulas que regulam respectivamente urina e fezes) da bexiga e do ânus, além de impotência sexual. Na estenose adquirida, a apresentação mais comum é uma dor de crescente intensidade nos membros inferiores. A pessoa, além da dor, apresenta dificuldade progressiva para caminhar, sendo obrigada a parar e sentar-se, a fim de aliviar esses sintomas, passando a percorrer distâncias cada vez menores. Ela necessita parar e descansar, e a dor desaparece rapidamente para voltar na retomada do movimento. Mas pode, em alguns casos, ocorrer dor mesmo em repouso, irradiada para as nádegas e membros inferiores. Sensações de formigamentos e dormência são comuns. Por vezes há perda de força dos músculos dos membros inferiores, com dificuldade para subir escadas, manter-se apoiado sobre os calcanhares ou sobre as pontas dos pés. Nos casos em que ocorre progressão de ambos os tipos de estenose do canal lombar, o paciente pode adquirir uma postura típica, encurvando o tronco para frente ao caminhar, o que reduz o aperto nas estruturas nervosas. A estenose adquirida pode ser prevenida e tratada; a estenose congênita, somente tratada (Fig. 17.4).

Espondilolistese

Essa alteração também é de origem congênita ou adquirida. Trata-se de um defeito que ocorre em uma das estruturas posteriores das vértebras que pode causar escorregamento (deslocamento) para frente de uma vértebra sobre a outra. Isso pode ocasionar dor na coluna e irritação de raiz nervosa. Existem casos de espondilolistese detectados em exames de imagem que são assintomáticos. Ainda não se sabe ao certo por que ocorre esse tipo de lesão. Uma das hipóteses é que se deva a defeitos hereditários combinados a fraturas ou à fraqueza dos ligamentos e estruturas da região.

Fraturas por Osteoporose

O nome já diz: ossos porosos. A doença é causada por perda da massa óssea composta de cálcio e proteínas. Essa diminuição da massa óssea aumenta a sua

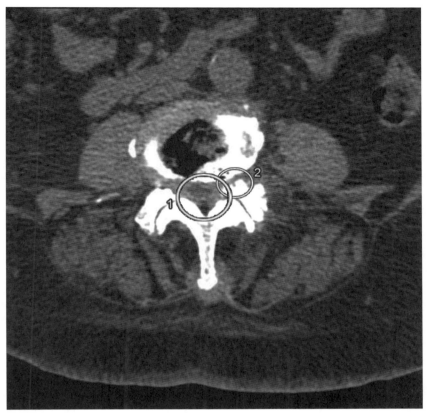

Fig. 17.4 — Artrose na articulação posterior da coluna lombar com estenose no canal vertebral (1); e forame de conjugação à direita (2).

fragilidade. Sob determinadas condições, eleva o risco de fraturas em vários ossos, incluindo a coluna vertebral. A osteoporose é considerada um dos mais importantes problemas da saúde pública mundial. As mulheres são mais predispostas que os homens. No Canadá, estudos mostram que 1 em cada 4 mulheres tem a doença. Entre os homens, a proporção é de 1 em cada 8. Nos Estados Unidos, dados de 2001 revelam que há 10 milhões de pessoas vivendo com osteoporose (20% são homens).

A doença é indolor e, justamente por isso, é chamada de enfermidade silenciosa. Entretanto, quando se manifestam sintomas, é porque fratura(s) ou microfraturas se desenvolveram. O risco estimado de ocorrência de fraturas de vértebras da coluna causadas pela osteoporose é de 16% em mulheres e 5% em homens (Fig. 17.5).

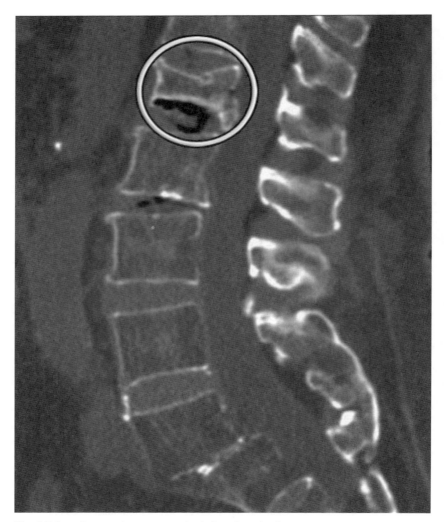

Fig. 17.5 — *Fratura do corpo vertebral da coluna lombar por osteoporose.*

As fraturas são responsáveis por efeitos indesejáveis. Do ponto de vista social, elas podem promover uma incapacidade funcional que pode perpetuar-se, dificultando determinados movimentos, com prejuízo da qualidade de vida dos acometidos. Podem também levar à dependência parcial, admissão precoce em casas de repouso, e até causar a sua morte. O seu custo econômico está entre os mais elevados.

O resultado final das fraturas da coluna no organismo expressa-se claramente, com sinais e sintomas fáceis de observar. Entre eles, há uma redução visível da altura do indivíduo; a perda da curvatura da coluna lombar (que fica mais reta); uma redução do volume da caixa torácica (e conseqüente diminuição da capacidade respiratória, facilitando as infecções). E pode haver ainda uma alteração da forma abdominal decorrente das alterações estruturais da coluna, aumentando as chances de ocorrer obstipação intestinal crônica. A doença pode ser identificada precocemente pelo exame de densitometria óssea. As fraturas são reconhecidas por exames de imagem.

Tumorais

Os tumores primários de coluna são raros. As metástases do câncer (mama, próstata, rins e pulmão) são as mais comuns. Metástases são as ramificações do tumor para outros órgãos ou tecidos. Também há doenças malignas na esfera das estruturas hematológicas que produzem células ou proteínas do sangue. Elas se manifestam por lesões ósseas no corpo vertebral. O mieloma múltiplo é a principal doença desse grupo. Muitas vezes, são justamente as dores na coluna que chamam a atenção dos médicos para a presença de eventuais tumores.

Infecciosas

As infecções que acometem as estruturas da coluna, especialmente discos e vértebras, costumam ser de origem bacteriana. Raramente ocorrem por microrganismos conhecidos por fungos (leveduras). São dores de intensidade moderada que aumentam progressivamente e que não regridem mesmo em repouso. Podem ser acompanhadas de outros sintomas, como febre, fraqueza e emagrecimento. O diagnóstico é realizado por meio de exames de imagem e laboratoriais. A identificação do microrganismo que causa o problema é realizada com culturas de sangue ou material obtido por punções diretas no local.

Psicológicas

Existem indivíduos que reagem ao estresse de qualquer natureza com manifestações de dor lombar ou com o agravamento de processos já existentes.

A lombalgia crônica é a sua principal manifestação. É uma dor na coluna lombar com duração igual ou superior a seis meses.

Destacamos os fatores psicossociais entre as condições que mais favorecem o seu aparecimento ou agravamento. No campo dos problemas sociais, temos as questões familiares e as dificuldades profissionais (desde o desemprego até a insatisfação com a profissão ou com o trabalho). No âmbito psicológico, temos a depressão, a ansiedade, problemas relacionados às disfunções sexuais e alguns distúrbios do comportamento, como medo exagerado, irritação e hostilidade. Isso cria um ciclo vicioso em que o indivíduo perde, entre outras coisas, o interesse em manter um mínimo de condicionamento físico, acarretando a redução de massa e tônus muscular, trazendo rigidez na musculatura (por contraturas e encurtamentos) e posturas inadequadas.

A experiência nos consultórios de reumatologia mostra que alguns desses pacientes apresentam mais um fator que dificulta sua recuperação. O especialista bem treinado perceberá que determinadas pessoas resistem a aderir ao tratamento porque se amoldaram às condições enraizadas pelo convívio com a dor. Alguns indivíduos que foram afastados do trabalho temem, por exemplo, perder os poucos benefícios previdenciários. Outros esperam os resultados de processos judiciais movidos contra empregadores com alegação de danos físicos, e que muitas vezes não estão vinculados ao trabalho. É o que se denomina ganho secundário. Pertencem a certo grupo de doentes que, obviamente, não querem e não podem melhorar. A condição essencial para o bom resultado de um tratamento é a aderência consciente e integral do paciente. É preciso que o indivíduo entenda de fato que é preciso melhorar. Caso contrário será um sofredor eterno perambulando pelos ambulatórios e consultórios médicos.

Vários pacientes com lombalgia crônica podem apresentar outras doenças psicossomáticas associadas. Entre elas, a cefaléia tensional, o cólon irritável, a gastrite e os torcicolos.

Referidas

Doenças nas proximidades da coluna vertebral podem repercutir causando dor na região lombar. Se não forem devidamente diagnosticadas, há situações em que essas dores e enfermidades colocam a vida do indivíduo em risco. É o que acontece, por exemplo, quando a dor lombar é reflexo de um aneurisma de aorta (dilatação da parede por fraqueza de sua estrutura da principal artéria do corpo, que se origina no ventrículo esquerdo do coração, que conduz o sangue para os membros inferiores) ou de uma úlcera duodenal perfurada. Em outras situações, podem ser resultantes de uma pancreatite aguda, cálculos renais, doenças inflamatórias intestinais, problemas ginecológicos (endometriose, tensão pré-menstrual), prostatite e doenças inflamatórias pélvicas. A conclusão é que absolutamente não se pode prescindir de um histórico médico cuidadoso e de um exame clínico geral para avaliar as queixas de dor aguda no consultório e no atendimento de emergência.

DOR CERVICAL

Da mesma forma que ocorre na coluna lombar, a dor cervical pode ter causas distintas, isoladas ou combinadas. Vamos conhecer as mais freqüentes.

Mecânicas e Posturais

A exemplo do que se verifica na coluna lombar, erros de postura, esforços repetitivos e seqüelas neurológicas (como derrame ou paralisia infantil) podem levar à dor cervical. A dor piora com os movimentos, particularmente os que implicam uma flexão e extensão extrema do pescoço. Ela se acentua com as atividades físicas. E a dor pode ser ainda mais intensa no final da tarde, após uma jornada de trabalho.

Traumáticas

Os traumatismos da coluna cervical podem envolver qualquer estrutura, tais como as suas vértebras, discos intervertebrais, ligamentos, medula espinhal, raízes nervosas, nervos periféricos, músculos ou qualquer combinação entre essas partes. Em geral, as lesões das raízes nervosas provenientes da coluna e do plexo braquial (que se situa abaixo da axila) acontecem após traumas da cabeça, do pescoço ou dos ombros. Às vezes, as lesões surgem acompanhadas de dor em queimação no pescoço com irradiação para ombros, braços, antebraços e até mãos. Esses traumatismos podem promover inclusive a fraqueza de músculos do ombro, do cotovelo e das mãos.

A maioria desses traumatismos, os quais serão descritos a seguir, têm curta duração e apresentam boa recuperação. Entretanto, tornam-se preocupantes segundo a extensão da lesão de raízes nervosas,

Hérnia de Disco

O rompimento do disco também pode ocorrer na região cervical (acomete mais o quinto e sexto discos). O trauma pode desencadear dores somente na área do pescoço ou dores irradiadas para os ombros e membros superiores (braquialgias). Em geral, esse tipo de dor é de pouca intensidade, quase imperceptível. Também podem surgir subitamente vários dias após o trauma. A dor melhora em repouso e piora com alguns movimentos e ao serem palpadas estruturas como ossos e músculos. A dor irradiada pode-se agravar por movimentos forçados do pescoço e esforços como tossir ou espirrar (Fig. 17.6).

Da mesma maneira que descrevemos na coluna lombar, o diagnóstico devido a uma hérnia de disco cervical somente poderá ser considerado quando existir uma correlação entre o resultado dos exames de imagem, da história relatada pelo paciente e do exame clínico feito pelo médico. Caso contrário, a hérnia pode ser um encontro casual sem necessariamente ser a causa de suas dores. É comum o exame de imagem solicitado para o estudo de estruturas da cabeça ou das cavidades ósseas conhecidas como os seios da face revelar a presença de uma hérnia de disco na coluna cervical sem que o paciente houvesse relatado qualquer dor no pescoço ou acidentes que pudessem originá-la.

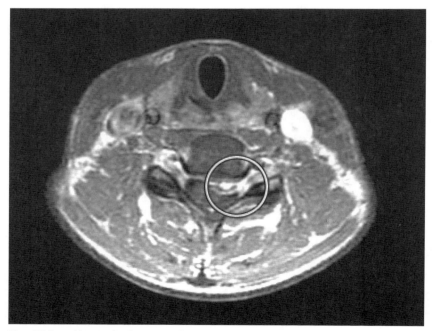

Fig. 17.6 — *Hérnia de disco na coluna cervical comprimindo a raiz.*

A exemplo do que ocorre com a hérnia lombar, em geral, o organismo reabsorve as hérnias cervicais, totais ou parcialmente, num prazo de três meses a um ano. A cura, resultado de tratamento específico ou medidas simples, acontece em 99,5% dos casos. Pouquíssimos pacientes (0,5%) precisam ser submetidos a cirurgia.

Lesão do Chicote

Conhecida como *whiplash*, é uma doença das mais comuns. Pode ocorrer em qualquer estrutura das vértebras ou de partes moles da coluna. Ela é desencadeada por um impacto súbito e brusco da cabeça (como se dá em acidentes automobilísticos em batidas traseiras ou freadas repentinas), levando a um movimento de flexoextensão das estruturas do pescoço, o que deflagra a dor. Os sintomas como a dor têm característica aguda, de curta duração, e limitam os movimentos. Também podem provocar contraturas na musculatura do pescoço e da parte superior do tórax. Alguns pacientes queixam-se de dor de cabeça. A lesão do chicote melhora após tratamento em 80% dos casos. Nos 20% restantes, a dor torna-se crônica e pode ser um dos fatores desencadeantes da fibromialgia (leia mais sobre a doença no Capítulo 7, Fibromialgia, a Dor Persistente). Os cintos de segurança e o desenho anatômico dos bancos nos veículos têm reduzido o número e a gravidade dos casos.

É uma das condições relacionadas ao afastamento do trabalho por doenças da coluna com implicações médicas, previdenciárias e judiciais.

Fraturas e Luxações

Em alguns casos, as fraturas e luxações podem causar também um comprometimento das estruturas nervosas da coluna cervical. Como conseqüência, temos desde a perda de funções, como a força, até a perda dos movimentos dos braços e pernas. Essas lesões da medula também podem ocorrer em conseqüência da manipulação errada durante o atendimento inicial prestado em serviços de emergência aos acidentados. Por isso, é fundamental adotar cuidados especiais quando houver algum tipo de lesão na região da medula espinhal. O mesmo rigor é imprescindível na presença de alguma lesão óssea que venha a colocar em risco a integridade dessas estruturas. A descompressão cirúrgica está indicada quando houver piora ou comprometimento neurológico persistente (desde que haja um diagnóstico confirmado de compressão mecânica) (Fig. 17.7).

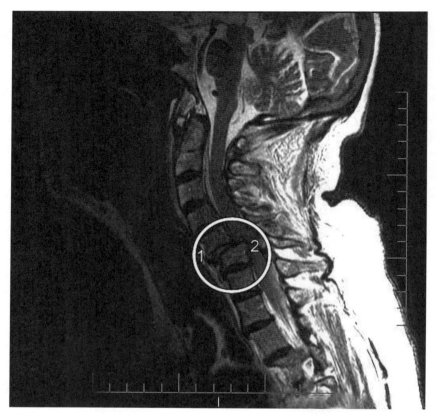

Fig. 17.7 — Fratura com subluxação vertebral — coluna cervical (1) com compressão de medula (2).

Degenerativas

Espondilose Cervical

A espondilose cervical é o conjunto de alterações decorrentes da artrose da coluna cervical. Com o passar dos anos, os discos intervertebrais perdem sua elasticidade devido à diminuição progressiva do seu conteúdo de água. Além disso, sua nutrição se torna insuficiente. O resultado é que eles podem perder seus constituintes e, como conseqüência, têm sua altura e resistência reduzidas, facilitando sua ruptura e degeneração. Ao mesmo tempo, ocorrem um espessamento dos ligamentos e uma reação óssea, devido aos fenômenos já descritos, formando os bicos-de-papagaio para dentro do canal vertebral e nas articulações posteriores da coluna. Esse conjunto de alterações pode determinar uma redução do diâmetro do canal vertebral e dos forames de conjugação (passagens laterais nas vértebras sob a forma de túnel, por onde passam as raízes nervosas que têm origem na medula espinhal e inervam os membros superiores).

Como o canal vertebral contém também a medula espinhal, estrutura nervosa responsável pela transmissão de todos os impulsos nervosos que chegam dos membros ao cérebro e vice-versa, uma lesão nessa região pode resultar em graves prejuízos, já que por ela passam todas as estruturas nervosas do organismo.

Não há uma causa única para o aparecimento da espondilose cervical. Além da idade, já se sabe que pequenos traumas repetidos contribuem para a lesão progressiva dos discos intervertebrais. O estilo de vida, particularmente algumas profissões (desenhistas, motoristas, uso de *laptops*) e atividades esportivas (boxe, karatê), aumenta esse risco. Outro fator importante é o tabagismo, pois compromete a microcirculação sangüínea, prejudicando a nutrição do disco.

Radiculopatia

É a compressão mecânica de uma raiz nervosa dentro das vértebras ou nos forames de conjugação. Como conseqüência, o nervo é tracionado (esticado) e ao mesmo tempo os vasos sangüíneos da região também são prejudicados. Essas circunstâncias levam ao sofrimento da raiz nervosa. Manifesta-se por uma dor que se inicia no pescoço e irradia-se para a escápula e para um dos membros superiores, seguindo um trajeto bem definido. Acompanha-se de uma sensação de formigamento ou de dormência no percurso do nervo comprometido, podendo ser sentida desde o ombro até determinados dedos da mão. Muitas vezes há também perda de força de um ou mais grupos musculares que dependem de uma ou mais raízes comprometidas, prejudicando determinadas funções dos membros superiores como a flexão ou a extensão do antebraço. O mesmo pode ocorrer com determinados dedos da mão. Em geral, esses efeitos são observados de um lado só do corpo, seguindo a distribuição correspondente a cada raiz.

Mielopatia

É uma lesão da medula espinhal decorrente da espondilose. Manifesta-se por perda progressiva dos movimentos dos braços e pernas. Inicia-se, geralmente, com dificuldade gradativa para caminhar, acompanhada de uma sensação de enrijecimento dos músculos dos membros inferiores. Há perda da capacidade de comandar as pernas, fenômeno esse que pode progredir para uma diminuição dos movimentos nos membros superiores. Surge uma sensação de dormência nas pernas e no tronco, de intensidade crescente e progressiva. Pode incluir uma sensação de urgência para urinar e que evolui para uma incapacidade de reter a urina. Nos homens, há também disfunção erétil (impotência sexual). A mielopatia e a radiculopatia podem-se manifestar clinicamente no paciente ao mesmo tempo.

Psicológicas

A cervicalgia crônica, à semelhança da lombalgia crônica tem duração igual ou superior a seis meses. Os aspectos psicossociais também devem ser levados em consideração, já que estão entre os fatores que mais estimulam o seu desencadeamento ou agravamento. Entre eles, destacam-se problemas familiares, dificuldades profissionais, depressão, ansiedade, disfunções sexuais e distúrbios do comportamento, como medo exagerado, irritação e hostilidade. Os pacientes apresentam torcicolos de repetição, contraturas na musculatura do pescoço e do trapézio (músculo situado entre o pescoço e o ombro) e dores de cabeça, particularmente na região occipital (junto à nuca). Em muitos casos, a cervicalgia crônica vem associada ao bruxismo (ranger noturno de dentes) e à tensão pré-menstrual. Os ganhos secundários, a exemplo do que ocorre na lombalgia crônica, também devem ser considerados no diagnóstico e manejo da dor.

Outras Causas

Existem ainda várias situações que afetam a coluna cervical de modo muito semelhante ao que ocorre na coluna lombar, como as causas tumorais, inflamatórias (espondilite anquilosante), infecciosas e a osteoporose.

Referidas

É uma condição semelhante à descrita na dor referida lombar, porém com outras doenças relacionadas. São manifestações dolorosas desencadeadas por doenças em estruturas vizinhas da coluna cervical. Estas são as principais estruturas vulneráveis aos problemas que culminam na dor referida: articulação temporomandibular, gânglios, glândula tireóide, faringe, laringe e traquéia. Normalmente, essas situações trazem somente desconforto. Porém, há outras estruturas que, ao adoecerem, podem colocar a vida do indivíduo em risco. Nesses casos, temos o aneurisma dissecante da artéria aorta (devido à fraqueza com dissecação de sua parede, podendo levar à ruptura da mesma), a inflamação e a dissecação da artéria carótida, o infarto do miocárdio e a angina de peito.

DOR DORSAL

Degenerativas

À medida que os anos passam, pode haver um comprometimento dos discos intervertebrais ou das articulações posteriores. Também ocorrem calcificações de ligamentos e ossificações que crescem para fora, para dentro e no forame de conjugação. É o bico de papagaio, visualizado no exame de raios X.

Nos casos em que essas manifestações, em especial no orifício de conjugação, comprimem as raízes nervosas que saem da coluna em direção à face anterior do tórax, temos as nevralgias intercostais. Nessas situações, os pacientes apresentam dor em pontada ou em queimação, que pioram com os movimentos, inspiração profunda e tosse.

Hérnia de Disco

A hérnia de disco dorsal é pouco comum e sua história natural não é muito clara. O advento da tomografia computadorizada e da ressonância magnética facilitou o seu diagnóstico, permitindo diagnosticar um maior número de casos assintomáticos identificados, à semelhança do que aconteceu com as hérnias cervical e lombar. Os processos degenerativos são a principal causa do surgimento do problema. Em cerca de 75% dos casos, elas se localizam entre o oitavo e o décimo segundo disco. Apenas de 0,15% a 4% dos casos podem apresentar sintomas, variáveis de acordo com a localização e tamanho da hérnia. A dor é o principal sintoma. As manifestações neurológicas devem-se à combinação da compressão da medula espinhal ou de nervos periféricos associados a uma deficiência da circulação sangüínea nos vasos. Nesses casos, podem ocorrer as nevralgias intercostais ou, em menor número, manifestações sensitivas e motoras (de movimento) nos membros inferiores, podendo levar à dificuldade de controle dos esfíncteres (válvulas de regulação) anal e da bexiga.

De acordo com o nível da hérnia de disco, a dor que se apresenta é no abdome, muitas vezes sendo confundida com doenças originadas na própria barriga. Quase sempre, o tratamento é clínico. O tratamento cirúrgico é raríssimo.

Osteoporose

A osteoporose é causa importante de dor dorsal. Na maioria das vezes ela é indolor, mas há situações em que pode haver sintomas. Acontece quando há fratura(s) ou microfratura(s). Elas podem danificar um ou mais corpos vertebrais, ser espontâneas ou surgir depois de uma queda ou passagem do veículo em lombadas ou valetas. As fraturas podem provocar uma redução da altura do indivíduo e da área ocupada pela caixa torácica com conseqüente diminuição da capacidade respiratória, facilitando as infecções. E pode também haver alteração da forma do abdome devido às alterações estruturais ósseas, aumentando as chances de uma obstipação intestinal crônica. Se a fratura acontecer junto ao sistema nervoso central, poderá haver compressão da cauda eqüina (explicada em dor lombar) e da medula, levando à fraqueza dos membros inferiores e prejuízo da função dos esfíncteres do ânus e da bexiga. A osteoporose pode ser identificada precocemente pelo exame de densitometria óssea; as fraturas, por exames de imagem.

Desvios da Coluna

São anormalidades em conseqüência de defeitos da estrutura física da coluna. Entre elas, destacam-se a cifose (acentuação da curvatura para frente, com aspecto de corcunda) e a escoliose (desvio no sentido lateral). Elas podem ocorrer isoladamente ou em conjunto. As duas são resultantes de problemas congênitos, neuromusculares (distrofia muscular, poliomielite) ou idiopática (de causa não identificada). Em uma população de adolescentes, a cifose relacionada à postura é a mais freqüente (Fig. 17.8).

Traumáticas

Na população em geral, as causas traumáticas costumam ser conseqüência de acidentes. Mas elas também ocorrem em atletas e em pessoas que praticam esportes de alto impacto ou de velocidade.

Lesão de Partes Moles

Acontecem por contusão, distensão ou torção das estruturas músculo-ligamentares.

Fraturas

Podem ocorrer nas estruturas ósseas das vértebras e das costelas. Quando houver manifestações neurológicas (lesão medular), necessitam de cuidados especiais.

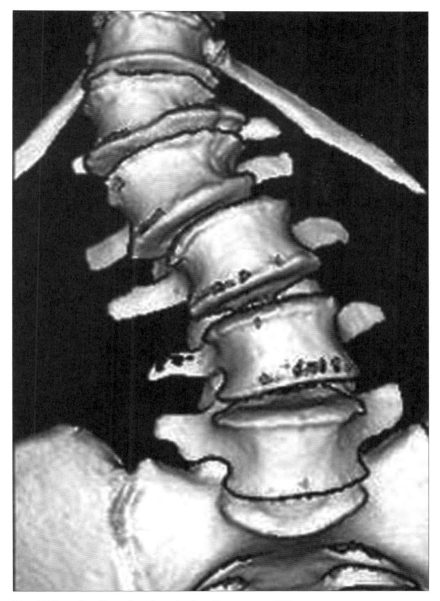

Fig. 17.8 — *Escoliose de coluna lombar (imagem em 3D).*

Tumorais

Muitas vezes, a dor na coluna dorsal chama a atenção dos médicos para a presença de eventuais tumores na estrutura óssea ou no sistema nervoso. No esqueleto, podemos incluir as metástases do câncer (mama, próstata, rins e pulmão). Metástases são as ramificações do tumor para outros órgãos ou tecidos. Também há os tipos que afetam a estrutura medular e cortical dos corpos vertebrais, ligados a doenças do sangue, como o mieloma múltiplo. No sistema nervoso, os tumores em geral são benignos, situados dentro do estojo medular. Entre eles estão os meningiomas, neurinomas e lipomas (Fig. 17.9).

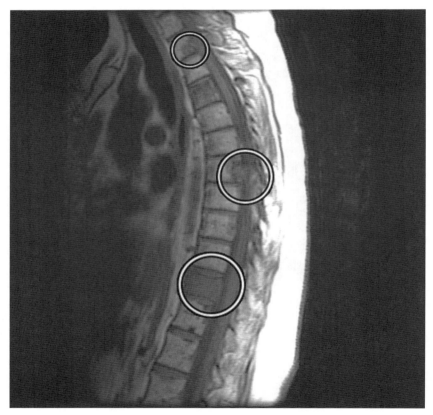

Fig. 17.9 — *Metástases em coluna dorsal de câncer de mama.*

Outras Causas

Existem ainda várias situações que afetam a coluna dorsal de modo muito semelhante ao que ocorre nos outros segmentos da espinha. Entre elas estão doenças inflamatórias (espondilite anquilosante) e infecciosas.

Referidas

Como acontece com a coluna cervical e lombar, na espinha dorsal também podem surgir manifestações dolorosas desencadeadas por doenças em estruturas vizinhas. As principais são enfermidades do pulmão e da pleura (revestimento do pulmão e da caixa torácica), da artéria aorta (aneurismas) e do coração, em especial o infarto agudo do miocárdio.

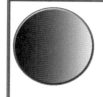
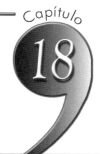

ANEXO 3:
Qual o Risco de Você Desenvolver Dor na Coluna?

Capítulo 18

Paciente: _____ data: _____

QUAL O RISCO DE VOCÊ DESENVOLVER DOR NA COLUNA?

1) Qual é a sua idade?
- ( ) Menor que 30: adicione 0
- ( ) 30 a 39: adicione 1
- ( ) 40 a 65: adicione 2
- ( ) Maior que 65: adicione 3

2) Você tem o hábito de fumar?
- ( ) Sim: adicione 1
- ( ) Não: adicione 0

3) Você está acima do peso recomendado?
- ( ) Não: adicione 0
- ( ) 0 a 2,9kg: adicione 1
- ( ) 3 a 5,9kg: adicione 2
- ( ) 6 a 7,9kg: adicione 3
- ( ) 8 a 9,9kg: adicione 4
- ( ) Acima de 10kg: adicione 5

4) Com que freqüência semanal você realiza regularmente alongamentos?
( ) Não realiza: adicione 3
( ) 1: adicione 2
( ) 2: adicione 1
( ) 3: adicione 0
( ) 4 ou mais: retire 1

5) Com que freqüência mensal você desobedece às regras de postura, como se sentar ou levantar corretamente objetos pesados?
( ) Nunca: adicione 0
( ) 1 a 2: adicione 1
( ) 3 a 4: Adicione 2
( ) 5 a 6: adicione 3
( ) 7 a 8: adicione 4
( ) Mais de 8: adicione 5

6) Você já teve dor de coluna?
( ) Sim: adicione 3
( ) Não: adicione 0

Total de Pontos: _____

	Escala de Pontuação
0:	Você está fazendo o necessário para prevenir dor na coluna.
1 a 4:	Risco baixo – Você está fazendo várias coisas a fim de prevenir problemas futuros.
5 a 8:	Risco potencial – Você deverá mudar alguns de seus hábitos.
9 a 12:	Risco moderado – Procure um médico para aprender mais sobre prevenção de problemas na coluna.
13 a 16:	Risco importante – Você deverá mudar rapidamente seus hábitos a fim de não apresentar problemas futuros.
17 a 20:	Risco sério – Você terá dor na coluna.

Obs.: Ainda que não constem da escala, devem-se levar em consideração os fatores psíquicos e sociais que podem desencadear ou perpetuar a dor.

Anexo 4: Cuidados Posturais

Podemos evitar muitos problemas se tivermos cuidado com a nossa postura. A mudança de alguns hábitos em casa ou no trabalho é de fundamental importância para preservar a nossa coluna.

1. *Ao levantar um peso* ou pegar um objeto no chão, dobre os joelhos.

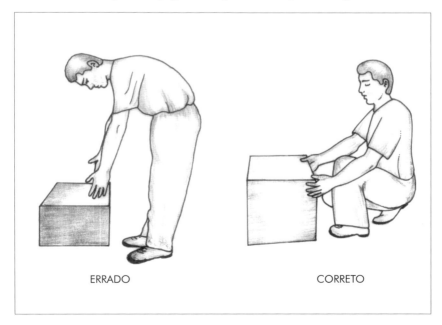

ERRADO　　　　　　　　　　　　CORRETO

2. *Ao realizar trabalhos sentado,* apoie as costas no encosto da cadeira, use um apoio para os pés, de forma que os joelhos fiquem 1 a 2 cm acima do quadril. Ao levantar-se, mantenha o corpo ereto.

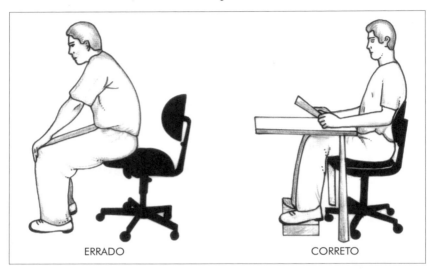

ERRADO — CORRETO

3. *Ao abrir gavetas pesadas,* use as duas mão e dobre os joelhos quando as gavetas forem baixas. Nunca dobre a sua coluna para frente.

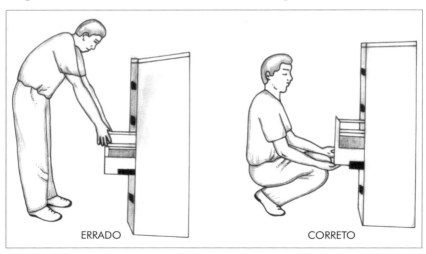

ERRADO — CORRETO

4. *Evite* torcer as suas costas.

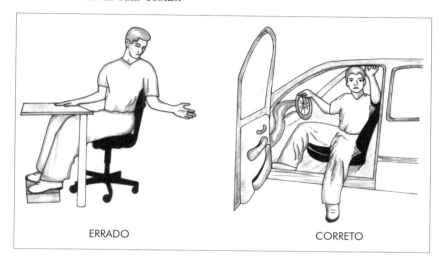

5. *Divida* o peso nos dois lados do corpo.

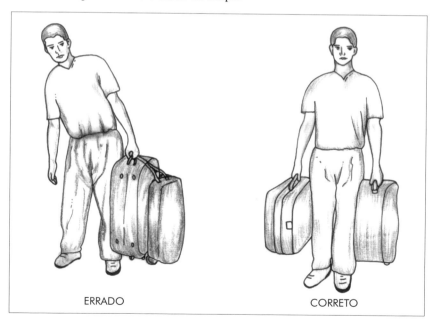

6. *Ao apanhar um objeto no alto*, use um banco ou escada. Não torça a coluna.

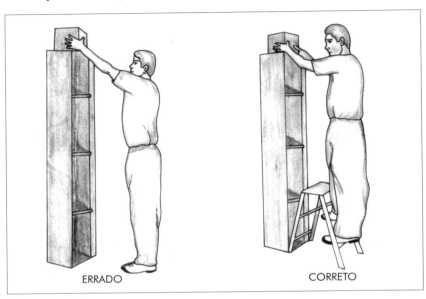

ERRADO — CORRETO

7. *Vista suas roupas* e calce meias e sapatos sentado.

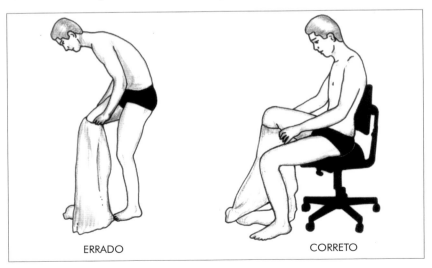

ERRADO — CORRETO

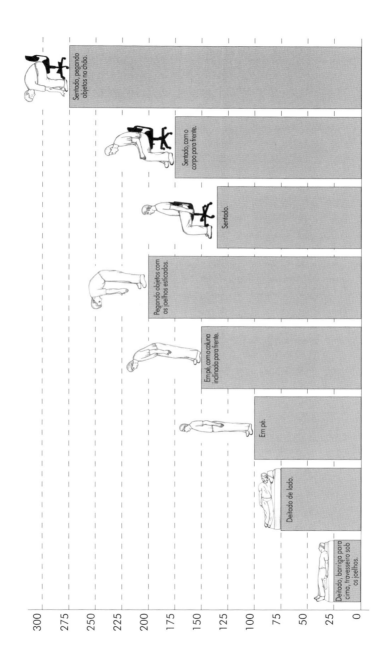

CAPÍTULO 19 **123**

Cuidados com a coluna na hora de dormir

Evite dormir de bruços. Prefira dormir de lado ou de barriga para cima e verifique a densidade do seu colchão, de acordo com seu peso e altura. Cuidado com os "colchões ortopédicos", pois são muito duros.

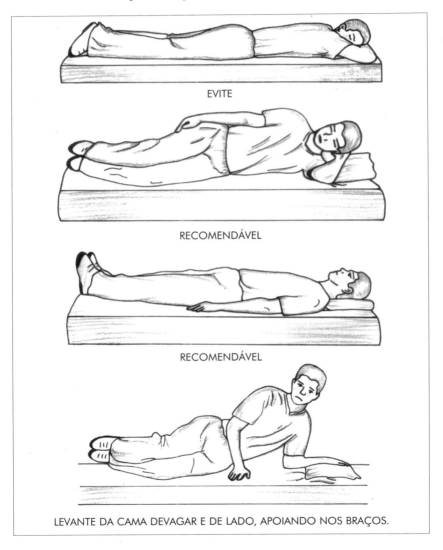

EVITE

RECOMENDÁVEL

RECOMENDÁVEL

LEVANTE DA CAMA DEVAGAR E DE LADO, APOIANDO NOS BRAÇOS.

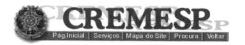

TECNOLOGIA E HUMANIZAÇÃO

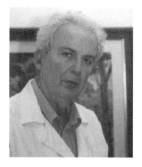

José Goldenberg*

É notório o contínuo progresso dos meios diagnósticos e terapêuticos na área da medicina decorrente do desenvolvimento científico e tecnológico. Por outro lado, assistimos muitas vezes, à fragmentação do paciente, ou seja, do ser humano, de acordo com as várias especialidades médicas, aliás, hoje muito em voga. Ele deixa de ser analisado de uma forma holística e integrada. Cada indivíduo que procura um médico é único e a singularidade de seu caso deve ser analisada cuidadosamente. A heterogeneidade psíquica dos pacientes tem de ser valorizada, pois muitas vezes tem importante participação no desencadeamento ou agravamento das enfermidades, podendo influir na sua evolução e nos resultados do tratamento. O paciente sempre tem que ser avaliado tendo em mente múltiplos aspectos, que incluem a prevenção, o diagnóstico e o tratamento com sua reabilitação e reintegração ao meio social. Não se pode, entretanto, ignorar os impactos sociais e financeiros dos custos médicos crescentes para o paciente, família, empresa e a sociedade.

Sem qualquer dúvida, os avanços da Medicina trouxeram inquestionáveis benefícios para a humanidade, ultrapassando todas as expectativas de nossos antecessores. Infelizmente, porém, apesar de todas as conquistas científicas, vários fatores têm-se interposto na relação entre o médico e o paciente. Como principais problemas temos as limitações impostas por algumas fontes pagadoras que, ao remunerar mal o médico, obriga-o a atender muitos pacientes em tempo limitado, para obter um rendimento mínimo que o permita levar uma vida digna. Por outro lado, o paciente freqüentemente escolhe o especialista nas listas de credenciados de seu convênio, mal conhecendo o seu nome, não levando em consideração sua capacitação técnica e experiência, mas a proximidade de seu consultório do local de trabalho ou de sua casa. É claro que essa situação tende a provocar uma desarmonia na relação médico-paciente, que muitas vezes resulta em ruptura da confiança, elemento essencial nas relações humanas.

O médico em diversos casos passa a cuidar somente da doença e não do doente e, conseqüentemente, o ato médico é substituído pela máquina que se interpõe entre ambos. Esse caminho é inaceitável e deve ser rapidamente revertido.

O profissional deve realizar em todos os pacientes o ato médico regulamentado pelo Conselho Federal de Medicina. Precisa fazer a anamnese completa, conhecer os antecedentes pessoais e familiares, incluindo o psicológico, em seguida fazer um interrogatório específico a respeito dos vários órgãos e o exame físico completo – e o específico quando necessário. As informações obtidas com este levantamento são básicas para feitura do raciocínio clínico, que obrigatoriamente deverá ser explicado ao paciente, permitindo a realização de 70% a 80% dos diagnósticos, além de se constituírem no início do planejamento terapêutico. O próximo passo é a solicitação criteriosa dos exames subsidiários. A tecnologia tem presença essencial na medicina moderna, devendo, entretanto, ser indicada zelosa e criteriosamente.

Após a adoção de todas as medidas necessárias, a decisão final da conduta deve ser baseada nas melhores evidências científicas disponíveis e na experiência pessoal do médico. Ele deve atuar com toda a cautela procurando buscar sempre a melhor eficiência e efetividade possíveis, em benefício do paciente. Além disso, o médico tem que, obrigatoriamente, respeitar a vontade do paciente.

Em conclusão, o médico deve ser o ator principal no gerenciamento da saúde do paciente, transmitindo ao mesmo confiança e fornecendo assistência integral àquele que sofre.

---

* Goldenberg é clínico, reumatologista e professor livre-docente da Universidade Federal de São Paulo/Escola Paulista de Medicina

Reprodução de artigo publicado em junho de 2003 no *site* do CREMESP